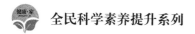全民科学素养提升系列

# 一片通途

## 脑血管病健康管理

丛书总主编　翟　煦

本 册 主 编　翟　煦

西安交通大学出版社

XI'AN JIAOTONG UNIVERSITY PRESS

图书在版编目(CIP)数据

一片通途:脑血管病健康管理 / 翟煦主编. — 西安：西安交通大学出版社, 2022.10
（全民科学素养提升系列）
ISBN 978-7-5693-2423-5

Ⅰ．①一… Ⅱ．①翟… Ⅲ．①脑血管疾病—防治
Ⅳ．①R743

中国版本图书馆 CIP 数据核字(2021)第 266904 号

| 书　　　名 | 一片通途　脑血管病健康管理 |
| 丛书总主编 | 翟　煦 |
| 本册主编 | 翟　煦 |
| 责任编辑 | 郭泉泉 |
| 责任校对 | 赵丹青 |
| 装帧设计 | 天之赋设计室 |
| 出版发行 | 西安交通大学出版社 |
| | （西安市兴庆南路 1 号　邮政编码 710048） |
| 网　　　址 | http://www.xjtupress.com |
| 电　　　话 | （029）82668357 82667874（市场营销中心） |
| | （029）82668315（总编办） |
| 传　　　真 | （029）82668280 |
| 印　　　刷 | 西安五星印刷有限公司 |
| 开　　　本 | 720mm×1000mm　1/16　　印张　8.5　　字数　118千字 |
| 版次印次 | 2022 年 10 月第 1 版　　2022 年 10 月第 1 次印刷 |
| 书　　　号 | ISBN 978-7-5693-2423-5 |
| 定　　　价 | 49.00 元 |

如发现印装质量问题,请与本社市场营销中心联系。
订购热线:（029）82667874　　（029）82665248
投稿热线:（029）82668803

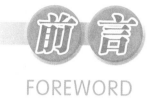

前　言

FOREWORD

　　科学素质是国民素质的重要组成部分,是社会文明进步的基础。公民具备科学素质是指崇尚科学精神,树立科学思想,掌握基本科学方法,了解必要的科技知识,并具有应用其分析、判断事物和解决实际问题的能力。提升科学素质,对于公民树立科学的世界观和方法论,对于增强国家自主创新能力和文化软实力、建设社会主义现代化强国,具有十分重要的意义。

　　自《全民科学素质行动计划纲要(2006—2010—2020 年)》印发实施以来,我国科学素质建设取得了显著成绩,但也存在一些问题和不足,主要表现为科学素质总体水平偏低,城乡区域发展不平衡;科学精神弘扬不够,科学理性的社会氛围不够浓厚;科普有效供给不足、基层基础薄弱。为此,结合《全民科学素质行动规划纲要(2021—2035 年)》目标,我们围绕疾病领域的一些常见病、多发病,以及普通老百姓的接受能力和习惯编写了"全民科学素养提升系列"丛书。本套丛书包括《护胃行动　慢性胃病健康管理》《科学减糖　糖尿病健康管理》《科学降压　高血压病健康管理》《可防可控　科学养护颈椎病》《一片通途　脑血管病健康管理》。

　　脑血管病,泛指脑部血管的各种疾病,包括脑动脉粥样硬化或血栓形成、脑血管狭窄、脑血管闭塞、脑动脉炎、脑动脉损伤、脑动脉瘤、颅内血管畸形、脑动静脉瘘等,其共同特点是引起脑组织的缺血或出血性意外,导致患者的伤残或死亡。对脑血管疾病的预防及其研究，已日益得到重视。目前效果比较肯定的是预防及控制高血压。此外，合理的饮食控制、有效的血脂和血糖控制、戒烟，以及保持适当的体育锻炼和体力劳动等，对于预防动脉粥样硬化的进展也有一定的积极意义。本书从对脑血管病的认识谈起，主要介绍了脑血管病的科学养生、饮食防治、合理运动、心理调适以及中西医防治等方面的内容，是一本适合大众阅读的健康教育读物。

由于时间关系，本书难免有挂一漏万的可能，恳请广大读者批评指正。

翟　煦

2022.1

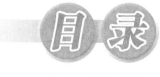

CONTENTS

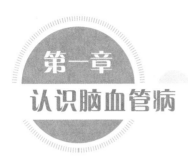

# 第一章
# 认识脑血管病

## ① 何为脑血管病

脑血管病指由各种原因引起的脑动脉系统与脑静脉系统发生病理改变造成的疾病,它又称"脑卒中""脑血管意外"或"中风"。广义的脑血管病应包括急性脑血管病和慢性脑血管病。临床上常讲的"脑卒中""中风"指急性脑血管病。

脑血管病是一种危害人体健康、威胁生命、影响劳动能力的常见病和多发病。在这类疾病中,以脑动脉系统疾病最常见,且好发于40岁以上的中老年人,其病情特点是发病急、变化快、病情重、危险性大。因为脑的血液循环障碍可直接影响脑组织的血供,致使脑组织发生功能紊乱或不可逆性病变,所以患者常出现头痛、头晕、呕吐、意识障碍,严重时可出现失语、偏瘫、大小便失禁等症状和体征,甚至可致患者死亡。

具体地说,脑血管病包括以下几类。

(1)缺血性脑血管病:具体如下。

脑梗死:为最常见的缺血性脑血管病之一,包括各种原因引起的脑血栓形成、脑栓塞、腔隙性脑梗死等。

短暂性脑缺血发作:脑缺血一过性发作,24 小时内可以完全恢复正常,但反复发作者可以有脑梗死。

(2)**出血性脑血管病**:具体如下。

脑出血:为最常见的出血性脑血管病之一,主要病因为高血压、脑动脉硬化、脑梗死、脑肿瘤、血液病、动脉炎、血管畸形等,有时应用抗凝药或溶栓药不当也可引起脑出血。

蛛网膜下腔出血:多由脑血管先天异常引起。

硬脑膜外及硬脑膜下出血:多由外伤引起。

(3)**其他脑血管病**:如脑动脉硬化、各种脑动脉炎、脑动脉盗血综合征、颅内静脉窦或静脉血栓等。

## ❷ 脑血管病的特点有哪些

脑血管病具有"四高一多"的特点,即发病率高、死亡率高、致残率高、复发率高、并发症多。

(1)**发病率高**。发病率指每十万人口中一年的新发病例。我国脑血管病的发病率居世界前列。据统计,该病主要发生于中老年人,其发病率从 50 岁开始有随年龄增加而增高的趋势,通常每增加 10 岁,发病率就增高 1 倍左右。随着我国人口老龄化程度的不断加深,老年人比例逐渐增大,脑血管病的发病率也会越来越高。

(2)**死亡率高**。死亡率指每十万人口中一年的死亡人数。我国脑血管病的死亡率约为 116/10 万,居全部疾病死因的前列。据推算,我国每年死于脑血管病的人数为 100 万以上。而且脑血管病的死亡率随着年龄的增长而增高,年龄每增加 5 岁,脑血管病的死亡率约增高 1 倍。另外,脑血管病存活者中几乎有一半的患者在 3~10 年内死亡。如果第 2 次复发,其死亡率要比第 1 次更高。

(3)**致残率高**。研究表明,患脑血管病经抢救存活者中,约 75% 致残,其中 40% 重残,10% 卧床不起,需要他人长期照顾,仅 25% 的患者经治疗后可完全康复。多数存活患者都遗留有不同程度的致残性后遗症,如半身不遂、讲话不清、智力减退、关节僵硬、关节挛缩甚至痴呆等。脑血管病后遗症不仅给患者带来了痛苦,也给家庭和社会带来了较大的压力和负担。

(4)复发率高。据统计,脑血管病经抢救治疗存活者中,复发率一般为 15%～30%,复发时间短者在数周内,长者在 5 年以上,而在 1 年内复发者最多。如果忽视了对高血压病的控制,以及对心脏病、脑动脉硬化及其他诱发因素等的治疗,则脑血管病复发的可能性更大。

(5)并发症多。脑血管病患者抵抗力低下,易发生各种并发症,如肺炎、尿路感染、压疮等,这些并发症随时都在威胁着患者的生命。

目前对脑血管病的治疗还没有特别有效的方法,降低脑血管病发病率和病死率的根本出路在于预防。

## 3 短暂性脑缺血发作有何表现

短暂性脑缺血发作又称为一过性脑缺血发作(TIA),它既是一种病,也是一种危险因素,尤其近期频繁出现一过性脑缺血发作更是脑梗死的特级警报。若短暂性脑缺血发作持续时间长,则相当一部分患者会发展成为急性脑血管病。

TIA 主要是由脑组织某一局部区域微小血管栓塞,或因脑血管痉挛出现暂时性血液循环障碍(血液供应暂时中断或显著减少),或因阵发性心律失常,心排血量一过性降低,引起短暂的、可反复出现的脑缺血性神经症状等所致。

TIA 的起病年龄大多在 50 岁以上。患者的主要表现:手中拿着的物品突然掉落、一侧肢体不听使唤或瘫痪、单侧视力障碍、头痛、近期出现记忆障碍,或有眩晕、耳鸣、吞咽困难、语言障碍等。TIA 患者神经功能缺损持续的时间仅数分钟至数小时不等,多在 1 小时内缓解,最长不超过 24 小时症状便消失,并恢复常态。TIA 常反复发作。

TIA 容易被忽视，很多人把它当成小病对待。其实，忽视 TIA 是非常危险的，因为导致 TIA 的原因还继续存在，它可能会不断加重，而且常常是脑血管病的先兆，所以一旦发生 TIA，应尽早去医院进行全面、系统的检查和治疗。

研究表明，下列人群比一般人更容易发生 TIA，应特别注意：①有脑血管病、冠心病或糖尿病家族史者；②有颈动脉或颅外段动脉硬化病史者；③体胖、缺乏运动者；④血脂浓度、血压和血液黏度明显增高者；⑤长期大量吸烟或酗酒者；⑥滥用降压药的高血压病患者。

## 4 什么是脑动脉血栓形成

脑动脉血栓形成指在脑动脉的颅内段或者颅外段管壁病变的基础上形成血栓，致使相应区域发生脑梗死性坏死，产生相应的神经症状和体征。脑动脉血栓最常见的病因是脑动脉粥样硬化。脑动脉血栓常伴有高血压。睡眠或任何降低血压、减慢血流、增加血液黏度等情况均可诱发脑动脉血栓形成。临床上以大脑中动脉血栓形成最常见。

（1）总体表现：脑动脉血栓形成的临床表现主要有以下几点。①前驱症状较为明显，有头痛、眩晕、记忆力减退、肢体感觉异常、言语障碍等。②部分病例起病时有意识障碍（程度较轻），对侧肢体、舌、面下部有中枢性瘫痪，伴感觉障碍。左侧病变时还有失语表现。肢体瘫痪多为痉挛性。③体温、呼吸、脉搏、血压改变不大，脑脊液无明显改变。④短暂缺血型多见于颈内动脉、大脑中动脉和椎基底动脉粥样硬化，部分病例因颈部动脉粥样硬化斑块脱落成为栓子，使动脉阻塞，症状持续数分钟至 24 小时完全恢复。⑤缓慢进展型：因脑循环不足以维持脑组织供应的需要，脑缺血症状在起病后数小时持续加重。⑥大块梗死型：急性起病，短期内发展至完全性瘫痪，重则发生昏迷。⑦可逆性缺血型：神经功能缺损症状在 2～3 周内完全恢复。⑧腔隙性梗死型：小动脉闭塞引起微血栓。

（2）不同类型闭塞的表现：脑缺血综合征,不同动脉闭塞表现不同。①颈内动脉闭塞:对侧偏瘫、半身麻木、同向偏盲,若为左侧病变,则有完全性失语,同侧单眼暂时性失明为本病的独特症状,若为突然闭塞,则可有癫痫发作。病侧颈动脉搏动减弱或消失,于颈总动脉分叉处可听到杂音。②大脑中动脉闭塞:对侧偏瘫、半身麻木、同向偏盲。若为左侧病变,则有完全性失语;若为皮质分支闭塞,则对侧面部和上肢瘫痪较重;若为深部分支闭塞,则对侧肢体偏瘫,而常无感觉障碍。③大脑前动脉闭塞:对侧偏瘫、下肢轻度感觉障碍,伴精神错乱甚至昏迷。若病变在左侧,则右侧肢体有失用症。④大脑后动脉闭塞:对侧同向偏盲。若病变在左侧,则有失读症。⑤小脑后下动脉闭塞:剧烈眩晕,眼球震颤,恶心,呕吐,同侧面部痛觉、温度觉消失,肢体共济失调,因软腭及声带麻痹而有吞咽困难、发音嘶哑,交感神经麻痹(霍纳综合征),对侧偏身痛觉、温度觉消失。⑥基底动脉闭塞:昏迷,四肢先松弛性瘫痪、后痉挛性瘫痪,面神经、展神经、三叉神经、迷走神经、舌下神经等麻痹。⑦假性延髓麻痹:两侧半球多发性梗死,吞咽困难,发音不清,两侧面下部肌无力,舌肌麻痹,咽反射、下颌反射亢进,伴强哭、强笑。

 ## 5 什么叫动脉硬化性脑梗死

动脉硬化性脑梗死是老年人比较常见的一种疾病,约有60%的脑血管病是由此引起的。本病是由已有动脉粥样硬化的脑动脉中形成了血栓,使管腔变窄、闭塞,引起急性脑缺血和局部脑组织坏死所致。临床上常表现为突然发生的半身瘫痪或半身感觉麻木。

对于60岁以上的老年人,一般有脑动脉硬化和其他器官动脉硬化,或有高血压病、糖尿病,以往有过小中风发作史。本次如在安静时发病,常在晨起后发现症状,且常常在几小时或较长时间内逐渐加重。大多数患者神志清楚,而偏瘫、失语较明显。物理检查示脑脊液清晰,压力正常或稍偏高。有上述症状时应考虑到患本病的可能。必要时做脑血管造影和CT检查有助于确诊。

脑血栓形成所致的脑梗死,起病缓慢,常常在睡眠中或安静休息时发生,这可能与休息时血压较低、血流缓慢有关。其从发病到病情发展至顶峰,常需数十分钟甚至数天时间。而脑栓塞引起的脑梗死,起病多较急骤,常在数秒钟或数分钟达顶峰。

## ⑥ 血压偏低也可能发生脑梗死吗

在临床上,一些血压不高甚至偏低的患者,往往睡前没有任何征兆,一觉醒来却发现一侧肢体偏瘫、言语不清等症状。因为低血压往往不受重视,所以它容易成为被忽视的"隐形杀手"。

一般说来,维持大脑正常功能需要一定的灌注压(平均为 75 毫米汞柱),而一些血压偏低的患者容易出现脑血管慢性缺血,继而引发脑梗死。低血压引发脑血管病的患者以 60 岁以上的老年人居多,患者一般伴有血脂浓度高、糖尿病和颈部动脉硬化。老年人对自己的情况要有全面的了解,知道是否有双侧颈动脉狭窄,是否有高脂血症和糖尿病,平时是不是经常有头晕的症状。如有,要在医生的指导下合理用药。有些老年高血压病患者,由于用药的剂量过大、种类过多,或错误用药,造成在短期内血压降得过快、过低,使头昏、头晕症状加重,严重者还可诱发脑梗死。

引起老年高血压病患者过度降压的因素主要有以下几种。

(1)医源性因素:老年人往往同时患有多系统疾病,重复就医机会大,影响了医生对患者既往病史和用药情况的全面了解,导致患者重复、过量用药。

(2)老年人记忆力减退、分辨能力差:由于目前降压药品种繁多,一药多名现象普遍,且有些药物具有不同剂型。老年患者对药品的名称、剂量、服药时间和服药次数等记忆不清,易因服药过量或服药时间不正确而导致降压过度。

(3)盲目、随意用药:部分老年患者对过度降压的危害认识不足,不能按血压测量的结果遵医嘱用药,当血压略有升高时,就擅自增加或调换药物,药物的协同作用可造成过度降压。

低血压性脑血管病虽不多见,但也不能放松警惕。平时血压偏低的人要加强锻炼,增强体质。体型消瘦者要适当加强营养,夜间可适量分次饮水。另外,平时血压偏低的人,切勿私自服用影响血压的药物,以避免发生意外事件。

## 7 什么是青壮年脑梗死

脑梗死原本是老年人的常见病、多发病,不过近年来,18 岁以上、45 岁以下的青壮年人群中患脑血管病的人数逐渐增多,这一点已引起人们的关注。

在青壮年脑梗死的病因中,高血压病和心源性栓塞占重要地位。此外,各种感染性或非感染性的动脉炎(如钩端螺旋体所致的脑动脉炎、系统性红斑狼疮所致的脑动脉炎等)、血液疾病(如红细胞增多症与凝血异常等)、酒精中毒、妊娠与产褥期、口服避孕药、颈内动脉闭塞等也是青壮年脑梗死的常见原因。不过,青壮年脑梗死发病中仍有半数原因不明。由于近年来我国人民生活水平的普遍提高,肉、蛋类的摄取量大大增加,若不养成科学的饮食习惯,很容易患高脂血症、肥胖症,这样就会使脑梗死的发病年龄变小。

## 8 什么是腔隙性脑梗死

腔隙性脑梗死是以病理诊断命名的,是直径在 15 毫米以下的新鲜性或陈旧性脑深部小动脉梗死的总称。这些小动脉闭塞后,可引发多个大小不同的脑软化灶,最后形成大大小小的腔隙。因梗死的血管不同,常表现为不同的神经系统症状,临床上最常见的症状是头痛、头晕、失眠、健忘、肢体麻木、动作失调、发音困难等,严重时可出现痴呆、偏瘫、失语等症状。

腔隙性脑梗死是一种严重危害中老年人身体健康的疾病。过去临床上依靠神经系统检查以及脑电图、脑血管造影和脑脊液检查等无法确诊腔隙性脑梗死。近年来,随着 CT 和 MRI 的广泛应用,腔隙性脑梗死的诊断率已大大提高。

腔隙性脑梗死大多是由高血压病和脑动脉硬化症所致。长期的高血压病可引起小动脉硬化和透明变性,从而发生血管闭塞。中老年人的机体发生变化,如血液黏度增高、血小板聚集增多、红细胞变形能力降低、血脂浓度增高等,使血液处于高凝状态、血流速度缓慢、脑血流量减少,更易导致小动脉闭塞而发生腔隙性脑梗死。

因为腔隙性脑梗死需要通过特殊检查才能发现,所以中老年人一旦出现原因不明的性格改变或头晕、记忆力减退、动作失调、说话含糊不清等症状,就要高度重视,不可忽视。患者除应注意安静休息外,还应请内科医生进行积极有效的治疗。

## 9 哪些人易患脑梗死

以下各类人群患脑梗死的风险较大:①有脑梗死家族史者;②高血压病及某些低血压患者;③糖尿病患者;④脑动脉硬化症患者;⑤肥胖者;⑥高凝状态及血脂浓度增高的患者;⑦低纤溶状态(指自身溶解血栓的功能下降)者;⑧高黏血症(指纤维蛋白原浓度增高、血脂浓度增高、红细胞计数增多、高凝等原因造成的血液黏度增高)患者;⑨大量吸烟者(每天 10 支以上,超过 10 年);⑩血栓前状态(泛指曾有一过性脑缺血发作或心绞痛发作等)者;⑪高龄者。

脑梗死的发病与时间的关系:脑梗死的发病与时间有很密切的关系,临床研究发现,许多脑梗死患者(特别是老年人)发病都在下半夜或早晨。其内在原因是人体生物钟的影响。在中老年人中间常常遇到这样的事情,昨天还好好地与亲朋好友一起谈天说地,今天就瘫在床上起不来了。

## ⬡10 什么是脑出血

脑出血又称脑溢血,指自发性的脑实质内出血。多数脑出血发生在左半球或右半球,少数发生在脑干或小脑。脑出血与高血压病、脑动脉硬化症密切相关,是死亡率最高的疾病之一。脑出血在临床上可有以下征象。

(1)患者在发病前偶有头后部、颈项部疼痛,轻度肢体运动或感觉障碍,还可因高血压病而有眩晕、晕厥、鼻出血、视网膜出血等表现。

(2)发病多在白天,多数病例有昏迷表现(程度较深),部分患者的昏迷为渐进性,少数患者可在意识恢复后再度昏迷。

(3)约半数病例起病时有呕吐,呕吐物为咖啡色,严重的病例伴有胃出血。

(4)初起可有头痛,少数有癫痫发作。

(5)面色红或苍白、青紫,呼吸深而慢,或呈潮式呼吸,脉搏缓慢有力,血压升高,超过以往水平。

(6)急性期腱反射和浅反射(包括瞳孔对光反射、角膜反射)消失。

(7)病情进展迅速,据其出血部位的不同而有不同的表现。①内囊出血:可见对侧偏瘫、偏身感觉障碍和偏盲(简称"三偏征")。②脑桥出血:多数累及双侧,除深度昏迷外,还呈中枢性高热、双瞳孔针尖般缩小和四肢瘫痪,患者常在 1 或 2 天内死亡。③小脑出血:轻者常有枕部头痛、眩晕、频繁呕吐、眼球震颤、共济失调等,无瘫痪,重症小脑出血者会很快进入昏迷状态,呼吸不规则或突然停止,导致死亡。④脑室出血:往往在起病后 1 或 2 小时内陷入深度昏迷,出现四肢抽搐或四肢瘫痪,呼吸深沉,后转为慢速、不规则呼吸,脉搏也由缓慢有力转变为快速、微弱和不规则,血压不稳定,体温升高。

(8)脑脊液(脑脊液检查不作为常规检查,仅用于鉴别诊断)压力增高、呈血性。若血液未进入脑室或蛛网膜下腔,则脑脊液清亮。

（9）CT 检查可见高密度灶。

 **什么是蛛网膜下腔出血**

蛛网膜下腔出血指脑底部或脑表面的血管自发性破裂,血液直接进入蛛网膜下腔而引发的病症。其最常见的病因为先天性颅底动脉瘤(约占50%),其次是脑血管畸形和动脉硬化。蛛网膜下腔出血常见的表现有以下几点。

（1）任何年龄均可发病,大多数患者均无前驱症状,少数患者发病前可有偏侧头痛、复视等神经症状,用力、情绪激动为其诱因。

（2）发病急骤,突然出现剧烈的炸裂样头痛,伴以恶心和喷射性呕吐。

（3）部分病例可出现短暂的意识障碍或谵妄、幻觉等精神症状,有的会出现癫痫发作。

（4）检查可发现有明显的脑膜刺激征,即颈硬和凯尔尼格征阳性,也可出现视网膜、玻璃体片状出血,少数患者可出现视神经乳头水肿。

（5）脑脊液呈均匀血性、不凝固,为确诊依据。

（6）CT 检查可明确出血的部位、范围。

（7）脑血管造影可确定有无动脉瘤及血管畸形,对确定是否采用手术治疗有很大的帮助。

凯尔尼格征检查:先将一侧髋关节屈成直角,再用手抬高小腿,正常人可将膝关节伸至 135°以上。凯尔尼格征阳性表现为伸膝受限,并伴有关节疼痛和屈肌痉挛。

**12** **脑血管病有哪些信号**

脑血管病患者一般会出现下列 5 种症状。

（1）突然口眼歪斜,口角流涎,说话不清,吐字困难,失语或语不达意,吞咽困难,一侧肢体乏力或活动不灵活,走路不稳或突然跌倒。这些征兆是由脑血管供血不足、运动神经功能障碍引起的。

（2）突然出现剧烈的头痛、头晕，甚至恶心、呕吐，或头痛、头晕的形式和感觉与往日不同，程度不断加重，由间断性变成持续性。这些征兆表示血压有波动，或脑功能有障碍，是脑出血或蛛网膜下腔出血的预兆。

（3）面、舌、唇或肢体麻木，部分患者表现为眼前发黑或一时看不清东西、耳鸣或听力改变。这些征兆是由脑血管供血不足、影响到脑的感觉功能所致。

（4）意识障碍，表现为精神萎靡不振，总想睡觉或整日昏昏沉沉，一反常态，突然变得沉默寡言、表情淡漠、行动迟缓或多语易躁，也有的患者会出现短暂的意识丧失。这些征兆与脑缺血有关。

（5）全身疲乏无力、出虚汗、低热、胸闷、心悸，或突然出现打嗝、呕吐等，这些是自主神经功能障碍的表现。

上述症状不一定是每个脑血管病患者都会有的表现，但只要有这些症状的出现，就是中老年人脑血管病的警报，要特别警惕。如果周围人发现上述症状，则应立即联系急救人员，同时应让患者保持安静，及时卧床休息，避免精神紧张，尽量少搬动，最好就地治疗，必要时，应在患者平卧的情况下送医院诊治。

## 13 脑血管病偏爱哪些人

（1）**高血压病患者**：据统计，80%以上的脑血管病患者患有高血压病，高血压病患者发生脑血管病（以出血性脑血管病居多）的概率要比一般人的高4～5倍。

（2）**糖尿病患者**：因糖、脂肪代谢紊乱，导致脑动脉硬化症。据统计，1/3的脑血管病患者有糖尿病病史，糖尿病患者发生脑血管病的概率比正常人的高5倍左右。

（3）**心脏病患者**：心脏病患者（特别是冠心病患者），由于心功能不全、脑循环血量减少,再加上心室壁血栓组织极易脱落,可因栓塞而引发脑血管病。

(4)脑动脉硬化症患者:脑动脉硬化后,脑血管脆性增加,脑部供血不足,易使脑血管栓塞,进而引发脑血管病。据统计,70%的脑血管病患者有脑动脉硬化症。

(5)脾气急躁的人:脾气急躁的人个性强、好争辩、易冲动,常使脑血管处于紧张状态,脑血管负荷加重。因此,脾气急躁的人发生脑血管病的危险性比一般人的高。

(6)有脑血管病家族史的人:流行病学调查表明,脑血管病有一定的遗传倾向,故有脑血管病家族史的人比一般人更易发生脑血管病。

(7)吸烟、饮酒多的人:研究认为,烟、酒均对脑血管有损害,吸烟、饮酒的量越大,发生脑血管病的危险性就越高。

(8)血液黏度增高者:长期血液黏度高会导致血流缓慢、血流量减少、血小板聚集,易使血栓形成而诱发脑血管病。

(9)邻近大血管有病变者:受邻近血管压迫,脑部供血就会不足,易引起缺血性脑血管病。

(10)胆固醇水平过低者:研究发现,血胆固醇浓度过低是导致脑血管病的危险因素。当血胆固醇浓度过低时,脑动脉壁的脆性增加,脑动脉易破裂、出血。

(11)有短暂性脑缺血发作者:有短暂性脑缺血发作者常突发剧烈头痛、恶心欲吐、视物模糊、四肢麻木、颜面潮红等,这些症状往往是脑血管病即将发生的警报。

## 14 脑血管硬化后为什么易得痴呆

痴呆主要有两大类:一类至今病因不明,因为最早由阿尔茨海默报道,所以又名"阿尔茨海默病";另一类与脑动脉硬化引起脑供血不足有关,又名"血管性痴呆"。很多人听说过阿尔茨海默病,但对血管性痴呆了解不多。血管性痴呆的实质其实就是脑动脉硬化,是由血管管腔狭窄、血管弹性降低、脑组织供血不足、脑细胞缺血、脑细胞缺氧、脑细胞坏死所致。

过去,因为生活水平和医疗水平都较低,所以人们的平均寿命较短,许多急性脑血管病患者在急性发作时因抢救无效而死亡,血管性痴呆也就较少见。近年来,随着医疗水平的提高、急性脑血管病发作时死亡率的降低,血管性痴呆的发生率也就相应提高了。研究表明,脑血管病患者中有 30% 的人最终将"演变"成阿尔茨海默病患者。

血管性痴呆多见于反复出现短暂性脑缺血发作的患者,随着一次次短暂性脑缺血发作,病情逐渐加重。血管性痴呆早期会有类似神经衰弱的表现,如头痛、头昏、失眠、耳鸣、易疲劳、易激动等,接着可出现比较明显的精神障碍。这种精神障碍,其一是记忆力减退,尤其是对新近发生的事情更难回忆,患者想不起来上顿饭吃的什么,而对二三十年前的事却能较好地回忆;其二是情绪极不稳定,容易激动、伤感,往往为一些微不足道的小事痛哭流涕、大发脾气或欣喜忘形。随着病情的发展,患者的记忆力愈来愈差,到后期,则智力全面减退、生活不能自理,或终日卧床不起、不食不言,或外出乱跑、不识归途。

血管性痴呆与阿尔茨海默病不一样,它引起的智力减退不是进行性加重,而是呈阶梯式发展。在短暂性脑缺血发作康复后,患者的智力会有一定程度的恢复,病情稳定,但是,再次短暂性脑缺血发作后,病情又加重,呈间歇性发展,最后出现痴呆。

## 15 年龄是脑血管病的危险因素吗

脑血管病的年龄特征很突出。随着年龄的增长,脑血管病的发病率和死亡率均明显增加。在较严重的脑血管病患者中,50 岁以上者的死亡率超过 90%,而年龄每增加 5 岁,脑血管病患者的死亡率可增加 1 倍左右。由此可以看出,年龄与脑血管病关系十分密切。

随着年龄的增长,人体各组织、器官的功能逐渐减退。脑血管病的发生,原因之一是血管的老化。随着年龄的增长,脑血管血流量减少、血流速度减慢,是引发脑血管病的另一个重要因素。因此,适当调整饮食,合理用脑,预防和治疗脑动脉硬化,适当锻炼,减缓衰老,可有效预防脑血管病的发生。

有些青年人认为,脑血管病(尤其是脑梗死)是老年人的常见病,离自己很遥远。实际上,近年来,随着生活方式的变化,45 岁以下人群脑梗死的发病率已经呈现出逐年上升的趋势。

青年人患脑梗死的病因比较多,主要是早发性动脉粥样硬化、高血压动脉硬化、心脏疾病、脑动脉炎、急性酒精中毒、口服避孕药等。某些青年人的动脉已有早期粥样硬化病变,这与血脂代谢异常、糖尿病、高血压、吸烟、肥胖、从事紧张性高的工作、高热量饮食等有关。脑部供血动脉发生粥样硬化、狭窄、血栓形成或栓塞、脑缺血等后,进一步可发展成脑梗死、脑萎缩。

青年人高血压病的发病率也不容忽视。青年人高血压病的病情通常比较严重,进展比较快。青年高血压病患者发生恶性高血压病、高血压危象、高血压脑病的比例较高。青年高血压病患者发生脑血管病后,治疗比较棘手。在我国,高血压动脉硬化引起的脑梗死是青年人脑梗死的首要病因,约占 40%。

对脑血管病危险因素(即可以引起脑血管病的原因)充分了解并采取一定的对策,对预防脑血管病的发生有重要意义。在脑血管病的危险因素中,有些因素(如年龄)是无法改变的,但对于可以改变的因素,应提早加以注意和预防。

## 16 性别和种族是脑血管病的危险因素吗

脑血管病患者中性别比例略有差异,男性发病率比女性高 25%。男性脑血管病发病率较高的原因,可能与下列因素有关。

(1)男性高血压病患者多于女性。

（2）男性吸烟与饮酒者比女性多。

（3）男性从事重体力劳动的较多,突然用力可能诱发脑血管病。

（4）某些男性脾气暴躁或过于抑郁。

（5）男女间不同的遗传基因及内分泌因素。

不同种族脑血管病的发病率是不同的,这可能与遗传因素有关,也可能与社会因素(如生活习惯以及环境)有关。如美国黑色人种和西班牙人比其他种族的高血压病的发病率高,脑血管病的发病率也较高,而且脑血管病的发生年龄较小。

## 17 家族史和个人史是脑血管病的危险因素吗

国内外有不少报道提示,脑血管病家族史与高血压病家庭史是脑血管病的危险因素。家庭中直系亲属患有脑血管病或高血压病者,其发生脑血管病的危险性比普通人显著增高。也有人统计,一般父母患有脑血管病的,其子女脑血管病的发病率是正常人的4倍。而且双胞胎患脑血管病有关联性,这说明遗传因素在脑血管病的发病上有一定影响。现在还无法确定这种危险性的增加是由遗传因素引起的,还是由家族性的生活习惯引起的。

脑血管病在有该病家族史的家族中发病率高,与患者动脉硬化的发生率较高,血管弹性不稳定,脂肪、蛋白质代谢障碍,凝血机制障碍,自主神经中枢调节功能差有关。由此可见,脑血管病具有明显的遗传倾向。因此,必须注意探索和改善能导致脑血管病的遗传因素,弥补缺陷和不足,才能有效地降低脑血管病的发病率。

脑血管病是多基因遗传病,同时受环境因素影响很大。一些研究显示,在脑血管病的发病因素中,环境因素比遗传因素更重要,遗传因素产生的不良作用也可通过环境因素的改变而发生变化。因此,对有脑血管病家族史的人群要加强监测,尽早提醒其注意对危险因素的控制。

## 18 动脉硬化是脑血管病的危险因素吗

脑动脉硬化症指由脑动脉粥样硬化、小动脉硬化、玻璃样变性等脑动脉壁变性引起的脑功能障碍、精神障碍及脑局部损害等一系列表现。脑动脉发生动脉硬化后,血管壁弹性减弱或消失,脑血管管腔变窄,血流速度变慢,脑供血不足,继而造成脑细胞营养不良、代谢障碍,或管腔狭窄造成脑梗死,或硬化血管破裂造成脑出血。

动脉粥样硬化形成的原因较为复杂,其发生和发展是一个渐进的过程。相关研究认为,动脉粥样硬化形成原因众多,其中血脂异常、高血压、吸烟被认为是该病的三大危险因素。

(1)脑动脉硬化症的初期表现:具体如下。

头晕:如走路时不稳,头左右转动及后仰时加重。椎基底动脉的脑动脉硬化常表现为眩晕。

头痛:可出现在头部各处,性质不一,以枕部钝痛多见,高血压病患者可出现反跳痛。

记忆力减退:表现为近期记忆力减退,容易遗忘人名、物名,远期记忆力尚好。

睡眠障碍:表现为难以入睡、睡眠变浅、易醒、早醒、醒后不易再入睡、多梦及嗜睡。

思维迟钝:表现为理解力、判断力、综合分析能力、计算能力减弱。

情绪不稳定:表现为兴奋、低落、多疑、多虑、紧张、恐惧、自卑等。

(2)脑动脉硬化症的后期表现:具体如下。

脑动脉硬化性痴呆:症状由一般的脑动脉硬化表现逐渐加重,变得行为异常、强哭强笑等,逐渐发展成痴呆。

假性延髓麻痹:表现为发音含糊不清,吞咽困难,饮水呛咳,声音嘶哑,甚至不能伸舌、张口及咀嚼,面部表情呆板,强哭强笑,步态笨拙,有不自主动作出现等。

震颤麻痹:表现为肌张力增高、震颤、表情呆板等,可有畏冷、畏热、易出汗等自主神经功能失调表现。

其他:颅神经损害、一过性完全遗忘等。

## 19 高血压病是脑血管病的危险因素吗

高血压病是脑血管病最重要的一个危险因素。脑血管病大多数是由高血压病引起的。高血压病患者发生脑血管病的危险性是正常人的 4~6 倍,即使患者血压轻度升高,也会增加脑血管病的危险性。高血压病可加速动脉粥样硬化的发展,引起全身细小血管痉挛。长时间血管痉挛,可使血管壁缺氧而发生变形,并逐渐增厚,使管腔变窄、弹性减退。如果再加上其他因素,如高血脂、高血糖、高血黏稠度等,则会加速血栓形成,还易形成微小动脉瘤。某些部位的脑血管走向较陡直,易破裂而发生脑出血。

## 20 心脏病是脑血管病的危险因素吗

许多心脏病,包括心律不齐(如房颤)、心肌梗死和心脏瓣膜病,能够使心脏不能正常排出血液,导致血流速度减慢,更容易形成血栓,从而增加脑血管病的危险性。治疗这些心脏病可以降低患脑血管病的危险性。由心脏病引起的脑血管病分两类:一类是心脏瓣膜的炎性赘生物脱落或心脏附壁血栓及栓子脱落,随动脉血流进入脑血管,发生栓塞;另一类是由于心功能不全引起的脑血流量灌注不足,导致脑血栓形成。

造成脑血管病的心脏病有以下几种类型。

(1)风湿性心脏病:为造成脑血管病的主要原因,占 40%~90%,有发病率高及复发率高的特点。

（2）**心肌梗死**：不仅容易导致脑血栓形成，而且容易导致脑栓塞。据报道，心肌梗死后脑血管病的发生率约为85%，其多发生在心肌梗死后4~20天。

（3）**冠心病**：据统计，冠心病患者发生脑血管病的概率要比无冠心病者高3~5倍。

（4）**房颤**：易使附壁血栓脱落，引起脑栓塞。据统计，房颤患者发生脑栓塞的概率是心律正常者的5倍左右。

（5）**细菌性心内膜炎及血栓性心内膜炎**：细菌性赘生物或非细菌血栓可脱落并堵塞脑血管，导致脑血管病。

（6）**心力衰竭**：心力衰竭患者的心脏有效射血减少，造成脑供血不足，加上伴有脑动脉硬化、血液黏度增高、血脂浓度增高、血管痉挛或狭窄等因素，易导致脑血栓形成性脑梗死。

## 21 糖尿病是脑血管病的危险因素吗

糖尿病患者脑动脉硬化症的发病率较正常人高5倍左右，发生脑动脉硬化症的时间早、程度重。糖尿病患者脑血栓的发病率比正常人高数倍。脑血栓偏瘫患者中有糖尿病的占10%~30%，约10%的男性糖尿病患者和14%的女性糖尿病患者日后会患脑血栓，由此可见，糖尿病也是诱发脑血栓的独立危险因素。

高血糖和低血糖对人体都有损害。糖尿病通过多种途径损害脑血管的管壁，长期慢性高血糖可以损害大血管和微血管，导致局部脑血流量下降。脑毛细血管内皮细胞因糖代谢障碍而出现肿胀和坏死，加速动脉硬化的进程。当血糖浓度降低时，患者将随着血糖浓度降低的程度出现乏力、昏厥、意识不清或昏迷等神经功能紊乱症状，严重者甚至会死亡。

脑细胞代谢紊乱、血管壁损伤、血液高凝状态等都是引起糖尿病患者脑动脉粥样硬化、脑缺血、脑缺氧及脑梗死的原因。糖尿病并发脑血管病，症状较重，且用药反应不好，治疗效果不佳。另外，糖尿病也是脑梗死复发的重要原因之一。

通过合理饮食、定期锻炼、控制体重和药物治疗,对糖尿病进行良好的控制,可以减少其引起的心脑血管并发症。

相关资料表明,肥胖者发生脑血管病的概率比一般人高40%左右,其突然死亡率是一般人的近2倍。

肥胖者多伴有内分泌紊乱,血液中胆固醇含量、三酰甘油含量增高,高密度脂蛋白含量降低,容易发生动脉硬化。肥胖可使心脏和血管的负担加重,与高血压的关系非常密切。肥胖者容易患心脏病和糖尿病,后两者都会使患脑血管病的可能性增加。

## 22 高脂血症是脑血管病的危险因素吗

高脂血症指人体内的脂肪代谢异常引起血液中血脂浓度升高,或者血脂水平的变化超出了正常范围的病症。高脂血症与脑动脉硬化症有着密切的联系,是产生脑动脉硬化症的最重要原因。

血脂浓度的增高引起了动脉的硬化,从而成为脑血管病发生的危险因素。有人对喜欢食用大量海洋生物的人进行研究,结果表明,这些人尽管摄入了大量的脂肪,但其脑动脉硬化症的发生率却较低,据此提出,胆固醇并不像人们认为的那样可怕,适当摄入有益无害。在饮食方面,既不能片面限制高脂肪食物的摄入,也不能过食肥甘厚味,要科学合理地安排饮食。

相关研究表明,即使总胆固醇含量不高,高三酰甘油也是脑血管病的独立危险因素。当体内的血脂多于机体所需的时候,就会积聚在血管壁上,引起血管渐渐硬化和变窄。日积月累,淤积在血管壁上的血脂会阻塞血管,使流到脑部的血液量慢慢减少,导致脑血管病的发生。

常见的高脂血症变化表现为一项或多项指标异常:①血清总胆固醇含量升高;②血清三酰甘油含量升高;③血清高密度脂蛋白胆固醇含量异常减低。

## 23 吸烟和酗酒是脑血管病的危险因素吗

我国约有 3 亿烟民,其中约 2 亿为青少年。青年女性吸烟人数正以较快的速度增长。吸烟是诱发偏瘫的重要危险因素,也是偏瘫年轻化的重要原因。有研究表明,30～40 岁的吸烟者比不吸烟者脑血管病的发病率高 5 倍左右,50～60 岁的吸烟者比不吸烟者脑血管疾病的发病率高 3 倍左右。

患脑血管病的危险性与吸烟量、吸烟持续时间相关,戒烟 2 年后患脑血管病的发病率才会降低,戒烟 5 年后的脑血管病发病率与不吸烟人群的无显著差别。早戒烟是预防脑血管病的重要措施之一,切勿等到发生脑血管病后再戒烟。

饮酒对脑血管病的影响与饮酒量有关。

(1)少量饮酒(每天 50 毫升以下),可增加冠状动脉的血流量,改善脑循环,对降低和预防脑血管病有重要意义。

(2)中量饮酒可引发脂质代谢异常、脑功能损害、一过性脑缺血发作及缺血性脑血管病发病率增加。

(3)大量饮酒是脑血管病的危险因素,可使血清胆固醇含量、三酰甘油含量、低密度脂蛋白含量增高,脑血流量降低,纤溶能力下降,并能增强血小板的聚集性,激活凝血过程,使血脂浓度增高,血管张力和通透性异常改变,从而导致脑血栓形成。

(4)酗酒者脑血管病的发病率是普通人的 4～5 倍。酗酒对促发脑血管病来说,与高血压、吸烟和糖尿病一样危险。

研究表明,饮适量葡萄酒的人患脑血管病的风险比喝啤酒或烈酒的人患脑血管病的风险低。因此,劝人饮酒要有节制比劝人戒酒更切合实际。

健康的年轻人和老年人一样,大量饮酒都能够增加患脑血管病的风险,最好能够戒酒。如果一定要喝的话,建议每天只喝 1 次,白酒不要超过 50 毫升,葡萄酒不要超过 150 毫升,啤酒不要超过 1 瓶。

## 24 药物是脑血管病的危险因素吗

能诱发脑血管病的常见药物有以下几类。

（1）降压药：作用较强的降压药若使用剂量过大，则会使血压骤然下降，进而影响大脑的血液供应，使脑部血流缓慢，诱使脑血栓形成。睡前应避免服用大剂量降压药，这是因为入睡后机体大部分脏器处于休息状态，新陈代谢减慢，血压也相对降低，若再服用大剂量降压药，则会使血压更低，心、脑、肾等重要器官供血减少，血流缓慢，血液黏度增加，淤积在脑血管形成血栓，进而引发脑血管病。

（2）镇静药：一些作用较强的镇静药，如氯丙嗪、水合氯醛、硫酸镁等，可使血压在短期内急剧下降，使脑组织缺血、缺氧，从而导致脑血栓形成。

（3）止血药：一般中老年人易出现血管硬化、血脂偏高、血液黏度增高，若使用大剂量的止血药，如卡巴克洛、氨甲苯酸等，则可增加血液的凝固性，使血流缓慢，促使脑血栓形成，进而引发脑血管病。

（4）利尿药：中老年人应用利尿药（如呋塞米、氢氯噻嗪等）时，由于大量排尿，失水过多，血液浓缩，黏稠度增加，易形成脑血栓。同样，发热时过量使用阿司匹林、复方氨基比林等发汗退热剂，或过量使用中药麻黄、桂枝等解表发汗剂时，均可致大量出汗甚至失水过多而发生脑血管病。

（5）抗心律失常药：服用抗心律失常药剂量过大或静滴速度过快时，可发生血压下降、传导阻滞、心动过缓，促使脑血栓形成，进而引发脑血管病。

老年人应慎用上述药物。若必须使用，则一般应从小剂量开始，逐渐增加剂量，以防止出现血压骤降、强烈镇静、大量利尿、发汗过度等现象。

研究发现，脑血管病的发病率与口服避孕药中雌激素的含量成正比。因此，患有高血压病、糖尿病、偏头痛、高脂血症的妇女，由于她们的血液黏度本来就比一般人高，为了安全起见，最好不要服用避孕药，宜改用其他避孕方法。

## 25 气候变化和时间是脑血管病的危险因素吗

（1）研究表明，脑血栓在 12 月份发病率最高，脑出血在气温骤然降低、气压及相对湿度上升时发病率较高。

（2）脑血管病与气候变化有关，冬季比夏季好发。因为冬天天气寒冷，体内血管收缩痉挛、血压上升、血液缓慢，使血液中的脂质、血小板更易黏附在血管壁上，加重动脉硬化和细小血栓形成，从而易发生脑血管病。而夏季天气炎热，血管扩张，血压下降，相较冬季不易发生脑血管病。但是夏季若发生中暑、出汗增多等，也会诱发脑血管病。

（3）脑梗死的发病与时间关系密切，以早晨 6 点至 8 点最多，占 20% 左右。凌晨至上午（4 点至 12 点）的发病例数明显多于下午（12 点至 20 点）的和夜间（20 点至次日 4 点）的。这表明脑梗死的发病时间具有明显的昼夜节律性。

## 26 情绪激动是脑血管病的危险因素吗

因为精神紧张能够使血压升高，所以它会间接增加患脑血管病的危险性。过度的喜怒哀乐可使交感神经功能亢进、去甲肾上腺素分泌增多、血管收缩、心跳加快、血压骤升，原有高血压者可因发生脑出血而致死。因此，高血压病患者应保持情绪稳定、性格开朗、乐观大度，切忌过度激动。

与性情温和的人比较，容易激动的人患脑血管病的风险要高出 1 倍左右。脾气暴躁的人容易因脑血管病突然死亡。因此，老年人要控制情绪，情绪波动时可做深呼吸等，以缓解情绪。

对精神紧张的处理措施包括放松、生物反馈、运动和心理辅导，这些对高血压病的治疗也有一定的帮助，因此也能够降低患脑血管病的危险性。生气、激动、狂喜、焦虑、悲伤、恐惧、忧郁、惊吓、吵架、兴奋都可成为脑血管病发生的诱因。因此,为预防脑血管病,老年人要学会控制自己的情绪。

## 27 不良饮食习惯是脑血管病的危险因素吗

(1)高盐饮食:摄入高盐饮食易诱发高血压病,从而增加发生脑血管病的危险性。近10年来,有人提出钙与钾对高血压病和脑血管病有预防作用,单纯的高钠盐并不一定导致高血压病,只有在低钙因素下才会增加高血压病、脑血管病发生的危险性。如平时饮食中注意补充钙、钾,则可以降低高血压病的发病率,减少发生脑血管病的危险性。每日饮一袋牛奶,内含约250毫克钙,可以有效改善膳食中钙的摄入量偏低的现状。每日食用500克蔬菜和水果,可以有效补充钾的摄入量。

(2)饮食过饱:腹部饱胀可影响心肺功能,还可使大量血液集中到肠胃,使心、脑等器官的血供相对减少,容易诱发脑血管病。

(3)脂肪摄入过多:脂肪,特别是饱和脂肪酸和胆固醇,能够促进动脉粥样硬化的发生、发展,而胆固醇与脑血管病的关系非常密切。限制饮食中的脂肪含量、胆固醇含量的措施有减少烹调油的用量、少吃肥肉、食用低脂或无脂食品、少吃油炸食品、限制鸡蛋食用量等。

(4)进食过分油腻的食物:油腻的食物能使血液中的脂质迅速增多、血液循环加快、血压突然上升,进而导致脑血管病的发生。

人体内的脂肪含量有随年龄的增大而增多的趋势,经常性的体育锻炼可以将这种脂肪含量增加的趋势降低到最低水平。研究证明,体育锻炼与动脉粥样硬化之间呈负相关,适量的运动可以降低动脉粥样硬化的水平。经常运动还可以增强心肌力量,改善血管状态,降低血压、胆固醇的水平,对于控制体重和缓解精神紧张也有很大的帮助。有资料表明,40岁以后的男性积极进行体育锻炼,比不锻炼的同龄人患脑血管病的危险性低30%左右。对有患脑血管病危险的中老年人来说,经常进行体育锻炼非常必要。一般人每周应该进行3或4次的有氧运动,例如慢跑、游泳和打球等,每次20~30分钟,以维持适当的运动量。

## 28 饮浓茶是脑血管病的危险因素吗

茶叶中的茶多酚有收敛、凝固细菌蛋白质的作用,故有杀菌、消炎之效。同时,茶多酚还能促进维生素 C 的吸收,增强血管的柔韧性、弹性和微血管壁的渗透能力,故可防治高血压病、冠心病和动脉硬化。从茶叶中提取出的茶色素,对防治中老年人动脉硬化相当有效,口服有效率达 50% 以上。茶叶中的茶色素还能刺激神经、扩张血管、加快血液循环、增强肌肉的收缩力。茶叶中的茶碱可以帮助溶解脂肪,有解腻、减肥之效。因此,饮茶对摄入肉食较多、运动较少的中老年人来说是非常有益的。

不过,饮浓茶可使血压升高。有些人饮茶后头晕、头痛,也许是血压升高的缘故。因此,饮浓茶与吸烟、饮酒、喝咖啡一样,是引起血压升高不可忽略的因素。

饮茶时要注意:①不要在饭后立刻饮茶;②饮茶宜淡不宜浓,特别是对便秘、消化性溃疡患者,不要饮浓茶;③不要喝隔夜茶;④不要用茶水送服药物;⑤不要用沸水泡茶。

## 29 无症状颈动脉狭窄是脑血管病的危险因素吗

颈动脉是位于颈部两侧向大脑供应血液的动脉,是动脉粥样硬化的好发部位。如果出现动脉粥样硬化斑块沉积,就有可能导致颈动脉变窄,使大脑的供血减少。患者可能不会出现任何先兆症状,但随着狭窄程度的增加,血液供应量逐渐下降,到一定程度或者斑块脱落形成栓子后,就会导致缺血性卒中的发生。通过服用抗凝药物(如阿司匹林、噻氯匹定或华法林等),可以防止在斑块的基础上形成血栓。如果狭窄程度过于严重,则需通过手术来治疗。

## 30 如何诊断急性脑血管病

急性脑血管病的诊断要点:起病急骤,发病年龄以中老年居多,多有高血压病史、动脉硬化史,检查可见失语、偏瘫等体征。结合脑脊液检查、脑血管造影、头颅 CT 扫描等不难诊断。

脑血管病应与以下疾病相鉴别。具体如下。

(1)急性颅脑损伤、慢性硬膜下血肿、脑瘤等。应询问有无头部外伤史,病后是否进行性加重,根据头颅 X 线片及脑血管造影、CT 扫描等不难诊断。

(2)中枢神经系统感染,如各种脑炎、脑膜炎等,此时常出现意识障碍、局灶体征、脑膜刺激征等。但发病前多有上呼吸道感染症状,有发热、头痛,甚至恶心、呕吐等。发病数日后才出现意识障碍、抽搐、瘫痪等体征。脑脊液压力升高,常规检查结果以白细胞增多为主,蛋白质含量可增高。脑血管造影和 CT 常无重要发现。结合发病季节,对某些脑炎、脑膜炎不难诊断。

(3)一氧化碳中毒。根据病史及急性期血液内一氧化碳的浓度测定可帮助确诊。

(4)代谢中毒性脑病,如糖尿病酮症酸中毒、尿毒症、肝性脑病和全身严重感染引起的昏迷,可根据病史、详细的体格检查及有关化验检查协助诊断。

## 31 诊治脑血管病有哪些要点

(1)脑血管病是急症:具体如下。

脑血管病有很大的危险性,必须在发病 3 ~ 6 小时内及时进行紧急溶栓治疗,才有可能降低患者的病残程度。

患缺血性脑血管病者,一旦脑部供血完全阻断,脑细胞便会在 5 ~ 10 分钟内死亡。以脑梗死患者为例,由于梗死常是局部的,多为某一支血管阻塞,而脑部的血管网络众多，因此，可经侧支血管灌注，从而改善梗死区的血液供应。但是，此处的血流量只来自侧支血管，仅能防止神经细胞的死亡，不能维持脑的正常功能。研究发现，对上述患者在一定时间范围内若不能及时纠正缺血，没有实施药物保护梗死区细胞，则脑细胞将会死亡并形成永久性梗死灶。为此，对缺血性脑血管病患者进行早期介入治疗尤为重要。

(2)康复治疗需要及早介入：有许多患者，其实只要把握好机会，完全可以实现基本自理或恢复得更好一些的目标。

虽然脑血管病的致残率较高，但并非没有康复的希望。一般来说，脑血管病患者康复的最佳时机是病后1～3个月。因为脑血管病患者病后1～3个月内肢体挛缩还没有完全形成，若能及时进行恰当治疗，则脑血管病致残的程度会大大降低。

对于脑出血患者来说，在其发病后3周，只要血压稳定、神志清醒、无并发症或并发症轻微，就可以开始进行康复治疗。对于缺血性脑血管病，在确诊后就应该马上进行康复治疗，除非有明显水肿或心力衰竭等并发症。

早期康复治疗是偏瘫患者的好机会，失去就不会再来。患者及其家属应对此有足够的认识，做到坚定信心、坚持不懈，就有可能取得较好的康复效果。否则，一旦超过6～9个月的时间，康复的可能性就很小了。

## 32 如何判断脑血管病患者的嘴歪舌偏

判断嘴是否歪斜的检查方法：首先观察患者面部是否对称，有无肌肉萎缩、痉挛等；然后再嘱患者做皱额、蹙眉、闭眼、示齿、鼓腮及吹口哨等动作；如昏迷患者不能配合检查，则可通过观察面部肌张力是否低下来判断，若呼气时麻痹侧颊部鼓起，吸气时麻痹侧颊部凹陷，则称为"船帆征"，也可压迫眶上神经，观察嘴偏向哪一侧。

脑血管患者可出现两种面瘫。一是中枢性面瘫，它是由核上神经纤维受损(如内囊出血)所致，表现为病变对侧鼻唇沟变浅、口角下垂、示齿时口角向病灶侧歪、不能鼓腮和吹口哨,但皱额及闭眼均正常,只出现病灶对侧下部面瘫,并和偏瘫的肢体在同侧。二是周围性面瘫,它是由核下神经纤维受损(如脑桥出血)所致,表现为患者病灶侧额纹消失、变浅,眼睑不能闭合,闭眼时眼球上窜,露出白色巩膜,病灶侧鼻唇沟变浅,口角下垂,示齿时口角向健侧歪,而且表现为病灶侧周围性面瘫、病灶对侧肢体瘫,这称为"交叉瘫"。如果没有肢体瘫痪,只有周围性面瘫,则为面神经炎引起。

舌偏是由舌下神经受损,引起舌肌瘫痪所致。检查方法:让患者张口,观察舌在口腔内的位置,正常时舌自然居中,如果一侧舌肌瘫痪,则患侧舌偏向健侧;另外,观察舌肌有无萎缩,如舌面凹凸不平,则为舌肌萎缩。发生舌肌萎缩时,如果伸舌偏向病灶侧,与瘫痪的肢体呈交叉性,则为周围性舌瘫,由舌下神经核以下神经纤维受损所致;如果伸舌偏向病灶对侧,与瘫痪肢体同侧,则属中枢性舌瘫,由中脑以上的病变所致。

临床上通常把脑血管病患者出现的嘴歪舌偏一概描述成口眼歪斜,这是不太确切的。因为大部分脑血管病患者的面瘫属于中枢性面瘫,表现为病灶对侧下部面瘫,只有嘴歪斜,而无眼歪斜。只有少数周围性面瘫者,才是口眼歪斜。

# 第二章
# 科学养生防治脑血管病

## ① 对脑血管病患者如何进行家庭护理

脑血管病的家庭护理是脑血管病治疗过程中的重要环节,不可忽视。

(1)家属要耐心,多关心患者,积极帮助患者树立战胜疾病的信心。

(2)注意饮食,保证足够的营养供给。脑卒中患者宜食清淡、易消化且富有营养的食物,可多吃些新鲜蔬菜、水果及豆制品,忌食过咸、过甜、辛辣及油腻的食物,并应经常保持大小便通畅。

(3)要常给患者更换体位,预防压疮、肺炎等并发症的发生。一般可每2小时翻身一次,同时还应注意保持患者皮肤和被褥的干燥、清洁。当皮肤有轻度破溃时,可抹滑石粉或涂甲紫药水。对破溃严重或局部发黑者,可在患处放置气圈,以避免局部受压,并注意敷药,使之早日痊愈。经常更换体位也有利于咳出痰液及改善肺部血液循环,故可有效地预防肺炎的发生。

(4)加强言语训练及被动患肢活动,促进机体功能恢复。当患者病情稳定时,除了家属的帮助外,患者也可以自己用健侧肢体帮助患侧肢体活动,防止瘫痪侧肢体肌肉萎缩或关节强直。

(5)细心观察病情变化,当发现神志、言语或患肢功能变差时,要及时就医。

 **发生脑血管意外时如何进行家庭急救**

随着人们生活水平的提高、社会节奏的加快及人口老龄化的发展,脑血管意外越来越成为常见病、多发病,是老年人的三大死因之一。由于脑血管病大多起病急、发展快、病情重,且以家中发生居多,若抢救不及时或处理措施不当,病情就会很快恶化,危及患者生命。在此情况下,给予适当、及时的家庭急救,对提高治愈率、减少致残率、降低死亡率、提高生活质量来说至关重要。

(1)保持合适体位:使患者绝对卧床。将脑出血患者头部稍垫高。若为缺血性脑血管病,则应立即使患者平卧、头稍后仰,以保证脑血管回流灌注。

(2)保持呼吸道通畅:立即解开领口,垫高颈部,使患者的头偏向一侧,及时清理口腔、鼻腔内的分泌物及呕吐物,以防止流入气管,引起窒息或吸入性肺炎。

(3)控制血压:家中有备用血压计者,立即进行血压测量,不可将血压降得过低。

(4)进行大小便护理:对大小便失禁者,及时更换内裤,保持局部清洁、干燥,避免潮湿、摩擦刺激。

(5)给予心理安慰:遇此情况,家属不要过于惊慌,应保持镇静,安慰患者,避免让患者因过度紧张或恐惧而使病情加重。

(6)呼叫急救中心或及时送到附近医院检查、抢救:对有发病先兆者或脑缺血表现者,不可忽视,应立即送往医院接受治疗。

(7)避免不必要的搬动:必须搬动时,动作要轻,固定头部,以防止出血加重。

## 3 对脑血管病患者如何做好院前急救与护理

脑血管病发病急骤、死亡率高,因此脑血管病的院前急救显得至关重要。

(1)急救时先检查患者的体征情况,如呼吸和心跳已经停止,则应立即进行心肺复苏。

(2)若患者意识清楚,则可取仰卧位,头部略向后,以使气道开放,头下无须垫枕头。

(3)对于失去意识的患者,应注意保持气道通畅,不要垫枕头。

(4)寒冷会引起血管收缩,要注意保暖,维持室温,并注意室内空气流通。盖被应厚薄适宜。

(5)对有大小便失禁者,应脱去裤子,在臀部垫上卫生纸。

(6)呕吐时,应该将患者的脸朝向一侧,以防止窒息或误吸。若患者不能自行清除呕吐物,则抢救者应将干净的手帕缠在手指上,将手指伸进患者口腔内并清除呕吐物,以防止堵塞气道。对装有义齿者,要取出义齿。

(7)未得到许可,不要让患者进食或饮水。

(8)如果患者发生抽搐,则应该迅速清除患者周围可能引起危险的东西,同时用手帕包着筷子放入患者口中,以防止咬伤舌头。没有筷子时也可用手帕卷垫在上、下牙之间。

## 4 为什么脑血管病发作后患者要 3 小时内入院

对脑血管病患者的治疗越早效果越好。脑血管病是个急症,患者最好在发病 3 个小时内得到有效的治疗。一旦发病,患者家属或朋友要紧急拨打"120",协助运送患者到具备神经科的医院就医,切忌自行驾车送患者到医院,以免路途中出现意外,延误病情。

要使脑血管病得到及时、有效的治疗,必须了解其早期的症状,如果出现下面其中一种或几种症状,且短期内反复发生时,就要高度警惕了,这有可能是脑血管病的预兆,要及时到医院治疗。

(1)突然一眼或双眼短暂发黑或视物模糊。

(2)突然看东西有重影或伴有眩晕。

(3)突然一侧手、脚或面部发麻,或伴有肢体无力。

(4)突然说话舌头发笨、发音不清。

(5)突然眩晕,或伴有恶心、呕吐,甚至伴有心慌、出汗等。

(6)没有任何预感突然跌倒或伴有短时神志不清。

## 5 脑出血患者术后家庭护理要注意什么

(1)要注意卧床休息,且将头部抬高 15°~30°,以利于静脉血液回流,使颅内压下降。

(2)当取仰卧位或侧卧位时,要注意肢体摆放的姿势,下肢膝关节略屈曲,足与小腿保持 90°,脚尖向上,上肢前臂呈半屈曲状态,手握一布卷或圆形物。

(3)家属应每日定时帮助患者翻身、拍背 4~6 次,每次拍背 10 分钟左右,以防止发生肺部感染。

(4)瘫痪患者多有便秘,因此需多吃粗纤维的蔬菜、水果等,并要大量饮水。必要时可用通便药物或进行灌肠。

(5)患者瘫痪在床,肩胛部、髋部、足跟部等骨骼突出处易发生压疮。要用软枕或海绵垫保护骨隆突处,每 2 或 3 小时翻一次身,避免做拖、拉、推等动作。

(6)在家属的帮助下,患者每日应进行 3 或 4 次上肢、下肢的功能锻炼。

(7)当怀疑为脑出血复发时,可用冷毛巾或冰袋覆盖患者头部,因为血管遇冷时会收缩,这样可降低颅内压,减少出血量。

## 6 脑血管病患者康复训练要注意什么

脑血管病患者康复训练对脑血管病的治疗效果和重要性已被国际公认。研究表明,脑血管病患者经康复训练后,第一年末60%可达到日常生活自理,其中30%处在工作年龄的患者还能恢复工作。脑血管病患者康复训练应注意以下几点。

(1)每练一个动作,务必做到姿势正确,注意力集中。

(2)每锻炼一处肌肉,应使该肌肉连续多次受到一定强度的刺激,完成一定量的工作负荷并逐步增加负荷量。

(3)切勿锻炼过度,避免过度疲劳影响康复过程。

(4)锻炼必须按规定时间进行,不能时断时续。

(5)避免偏重锻炼某部位,忽视锻炼其他部位。

(6)做好康复锻炼记录,并时常加以比较分析。

(7)避免"超保护"现象,让患者在其力所能及的范围内独立做事、独立行动。

(8)脑卒中患者大多有不同程度的焦虑、抑郁等表现,情绪波动大,家属要理解,想办法缓解患者的不良情绪,必要时可配合药物治疗。

## 7 失语症患者如何开展康复训练

康复训练前失语症患者情绪要稳定。因为失语症患者无法用言语表达自己的意思和感受,所以会产生失望、焦虑、不安等情绪,这对于康复来说是不利的。

(1)听力理解训练:让患者熟悉训练者发音时的口唇动作与声音的联系,并配以物或图,以达到理解的目的。如辅助者说物品名称,让患者从图中指出物品。

（2）言语表达训练：患者可先进行发音训练。发音训练应从简单到复杂，从一个字到词组逐步进行。可由家属出示图片，要求患者回答图片中物体的名称。如患者不能回答，则可让其描述物品的功能。还不能回答时，可给予提示。

（3）文字理解力的康复训练：让患者将文字卡片与图片匹配，以改善患者的文字阅读理解能力，或让患者以指字复述的方式进行朗读训练。

（4）书写的康复训练：让患者从写自己的姓名开始，渐至抄写词句，直至写短文；还可以出示图片，让患者写出图片上物品的名称。

（5）非语言交流训练：可运用手势（如想吃东西用手指指嘴，伸大拇指表示满意，点头是同意，摇头是不同意，指臀部示意要大小便），利用符号、图画等，也可利用电脑、电话等训练患者的实际交流能力。

应利用尚保留的言语功能进行上述训练，如有的患者因患脑卒中而失语，但还能唱歌，则应鼓励其利用唱歌的方式进行交流。

重度言语交流障碍的患者无法用言语表达自己的要求。如果有一定的理解能力，家属可通过交流画板与患者进行沟通。交流画板上方一般为患者日常生活所需的图示，下方为亲友照片、钟表、气象预报图和拼音字母等。使用时将交流画板放在患者面前，患者想说什么就指什么，家属也可以用描画来回答。

## 8 远离脑血管病要注意什么

（1）稳：即稳定情绪。极度愤怒或紧张均可诱发脑血管病，故患者应保持乐观、愉快的心情。狂喜、暴怒、忧郁、悲哀、恐惧和受惊等都会诱发脑血管病。

（2）防：即防止便秘。大便干结易使腹内压增高、血管外周阻力增大、血压骤增，造成脑动脉破裂而发生脑血管病。因此，患者要多吃蔬菜和水果，不要吃辛辣、油炸食品,保持大便通畅,每天定时排大便。

(3)低:即摄入低脂、低盐饮食。动物脂肪易使血脂浓度升高,引起动脉粥样硬化,增加脑血管病发生的可能性。食盐过多可引起水钠潴留,使血压进一步升高。长时间血压升高可诱发脑血管病。

(4)忌:即应尽量避免的事情。一忌饮食过饱。腹部饱胀可影响心肺功能,还可使大量血液集中到肠胃,使心、脑等器官的供血量相对减少,容易诱发脑血管病。二忌看电视时间过久。久看电视,大脑持续紧张,可使肾上腺素分泌量增加、血管收缩、血压进一步升高。有些电视节目情节紧张、场面惊险,易使人情绪激动,进而发生脑血管病。三忌随意突然停药,患者应遵医嘱服药,若擅自停药,则有可能造成血压大幅度反跳,导致脑血管病的发生。

(5)练:即坚持适度的锻炼。每天坚持散步、做体操或打太极拳,以增强体质,防止发生脑血管病。

(6)诊:即诊治"小中风"。"小中风"的主要表现为自觉半身无力或半身麻木,突然说话不灵或吐字不清,甚至不会说话,但持续时间短,最长不超过24小时。发生"小中风"的患者在一年内约有42%的人会发生脑血管病,因此必须高度重视"小中风",若有症状及早就诊。

## 9 什么是脑血管病的分级预防

(1)一级预防:为源头预防,主要是在发病前控制脑血管病的病因和危险因素,又称根本性预防或病因预防。

防治高血压:积极控制高血压病可使脑血管病的发病率和死亡率分别降低40%以上,因此,控制高血压病是脑血管病最重要的一级预防。目前主要采取的措施有:①重视高血压病的危害性,加强宣传教育工作,务必使广大群众(尤其是医务人员)充分认识到高血压病是脑血管病最重要的病因和危险因素;②加强高血压病防治,科学用药,合理饮食,减少钠盐摄入,适量运动,控制体重,戒烟限酒,保持心态平稳,将血压控制在140/90毫米汞柱以下;③提高测压率,40岁以上的正常人,每半年或一年至少要测一次血压;④提高药物治疗的依从性,高血压病是慢性疾病,必须长期遵医嘱治疗才能有效控制。

预防心源性脑血管病:①风湿性心脏瓣膜病及心肌梗死患者,是心源性脑梗死患者的高危人群,应长期口服抗凝药或抗血小板聚集药,以预防脑血管病,当有手术指征时,应尽早进行手术治疗;②非风湿性心房颤动是心源性脑梗死的重要病因,多见于老年人。随着老年人口比例的增大,由心房颤动引起脑栓塞的患者逐渐增多。这种脑栓塞主要栓塞大脑中动脉主干,可引起大脑半球大片梗死。75岁以上的慢性心房颤动患者,如有左心室功能下降或心内附壁血栓,或既往有血栓栓塞性疾病,则应长期口服华法林。75岁以下、无上述危险因素的慢性心房颤动患者,应口服阿司匹林,以预防脑栓塞的发生。

防治糖尿病:糖尿病可导致微血管病变及大动脉粥样硬化,是诱发脑血管病的危险因素。相关部门应在人群中筛查糖尿病患者,积极治疗,控制糖尿病。

防治血脂异常:血脂异常可加速动脉粥样硬化,因此应注意控制血脂浓度。

其他:合理膳食,减少钠盐摄入,适当运动,控制体重,戒烟限酒。

(2)二级预防:又称"三早预防",即早发现、早诊断、早治疗。二级预防是在发病期进行的防止或延缓疾病发展的主要措施,主要是针对发生过短暂性脑缺血发作或发生轻型脑血管病在短期内(3周)完全恢复者,以防止其发生完全性脑血管病、控制病情、预防并发症发生。主要措施:①控制心脏病、糖尿病的发展进程;②对有手术指征的颅内血管畸形、动脉瘤应及时进行手术治疗;③对缺血性脑血管病的二级预防,主要是应用抗血小板聚集药物,如阿司匹林等。

(3)三级预防:主要为发病后的积极治疗,以防止病情恶化、减少并发症、防止再复发。

## 10 哪些措施可预防脑血管病

以下措施有助于预防脑血管病。

(1) 至少每半年测量一次血压。

(2) 吸烟可使脑血管病的危险性增加 1 倍左右,应尽快戒烟。

(3) 饮酒应限量。

(4) 血脂异常会增加脑血管病的危险性。血脂浓度高可以通过节制饮食和体育锻炼进行控制,对有一些患者还需要进行药物治疗。

(5) 糖尿病患者应控制血糖,降低脑血管病的危险性。

(6) 每天快步行走至少 30 分钟,或者进行骑自行车、打高尔夫球、游泳、跳舞、打乒乓球等有氧运动。

(7) 长期治疗和控制高血压、一过性脑缺血发作、心脏病、脑动脉硬化症、糖尿病及血脂异常等可能导致脑血管病的疾病。

(8) 及早发现和加强对脑血管病各种先兆信号的预防和治疗,特别是重视对一过性脑缺血发作的预防和控制。

(9) 对脑血管病潜在患者进行脑血管病知识宣传,使他们与医生积极配合。

(10) 避免可能诱发脑血管病的种种因素,早期采取防范措施。

(11) 对易患脑血管病者进行定期随访、检查和脑血管病预报有关的各种项目,例如,血液流变学、血小板聚集力等,可以检查出可能发生脑血管病的无症候阶段,并对脑血管病预报的不同级别采取相应的预防性治疗。

(12) 强调综合性的保健措施,包括血压的观察、情绪的控制、合理的饮食、气候变化时的保护性措施、规律的作息制度、适宜的体育锻炼等。

## 11 脑血管病如何长期有效预防

脑血管病的预防,首先要从排除危险因素开始;其次,脑血管病的预防最好是在专业医生的指导下进行。另外,患者还应该遵守以下几点原则。

(1)合理膳食,掌握"一二三四五、红黄绿白黑"的原则,即每日 1 袋牛奶、250 克左右碳水化合物、3 至 4 份高蛋白食品、500 克蔬菜及水果,并牢记四句话:"有粗有细,不甜不咸,三四五顿,七八分饱。"每天要适量喝红葡萄酒、绿茶,吃些黄色蔬菜、绿色蔬菜、燕麦粉或燕麦片以及黑木耳。

(2)适量运动,每天应该根据自己的身体状况做适量的快走运动。

(3)戒烟限酒。

(4)心理平衡,正确对待自己、他人,做到顺境中助人为乐、逆境中自得其乐、平日里知足常乐。

## 12 醒后养神三分钟能预防脑血管病吗

患有高血压病和心脏病的人醒来的"一刹那",如果急速地从卧位变为坐位,突然下床活动的话,是非常危险的。因为,这时思维处于朦胧状态,血液黏稠,脑部急性缺氧、缺血,容易跌倒。在脑血管病和猝死的病例中,有 25% 左右的人不能幸免于难,而大祸就在这"一刹那"临头,真可谓祸从天降,使人措手不及。

脑血管病虽然是难以预报的,但却可以预防。高血压病、心脏病患者应当切记:当苏醒时,千万不要晃动头部,身体要保持原来的姿势,闭目养神三分钟后再下床。此方法简单易行,不花一分钱,却能起到药物起不到的预防作用。即使是正常人,采用这种方法,也有助于避免因体位突然变化而造成晕厥或跌倒受伤。

## 13 老年人勤动嘴能预防脑血管病吗

虽说"祸从口出",但是对于老年人来说,勤动嘴却能延年益寿。

(1)勤于咀嚼:细嚼慢咽不仅有利于营养成分的充分吸收,而且可使面部肌肉得到运动和锻炼,增加大脑活力,预防大脑早衰和老年痴呆。老年人由于牙齿松动、脱落等原因,不容易将食物嚼得很细,因此更需要细嚼慢咽,以利于食物的消化、吸收。

(2)多餐少食:因为老年人肝糖原贮存能量减少,所以一次多量进餐比少量多次进餐更容易加重心脏的负担。尤其是有心脏病的老年人,饱餐可出现胃膨胀,反射性地引起冠状动脉收缩,易诱发心绞痛、心律失常等,故应提倡多餐少食,每天吃 4 或 5 餐,每餐以七八分饱为宜。

(3)勤于咽津:唾液中含有氧化酶和过氧化酶,能减弱黄曲霉素、亚硝酸盐等致癌物质的毒性。而唾液中的激素,能促进细胞的生长和分裂,延缓人体功能的衰退。因此,欲求长寿者,可练生津吞咽功:先平心静气,轻轻吐气三口,再将舌伸出齿外唇内,上下左右搅动,当津液满口时,漱口 5 ~ 10 次,并缓缓咽下。每日练三四次。

(4)勤于叩齿:牙齿的损伤、脱落会使人加速衰老,并易引起多种疾病。用上、下两列牙齿较为有力地相互叩击,每次 40 下,每日数次,同时用手掌轻轻按揉颈部,或在大小便时,将嘴闭住,憋足一口气,然后再缓缓吐出。长年坚持,可保护牙齿,使其坚固且不易脱落。

(5)勤于述病:老年人有了某些症状,常不在意,或误认为是衰老的"必然结果"。其实某些轻微的、不典型的症状,往往可能就是大病的前兆。因此,老年人一旦有不舒服的感觉,应向家属、医生仔细诉说,争取及早得到治疗。

## 14 头部保暖能预防脑血管病吗

40 多岁的汪某,平时身体很壮实,喜欢打乒乓球。某日中午打完球,浑身冒汗的他到室外随手拿起浸着冷水的毛巾,没拧就往头上擦,以此解热。突然,头像针扎一般痛得厉害,他意识到身体可能出了问题,便立即来到医院。经 CT 检查,发现他颅内有严重的出血迹象。他和家属都为此感到意外:不就是用冷毛巾擦擦头吗,怎么会有这样严重的后果呢?

道理是这样的:运动后,人体血液流动加快,血管舒张。这时用冷水一刺激,血管随即收缩,血管压力立即上升,而血液仍在快速流动,这样就容易发生血管破裂,甚至出现生命危险。尽管发生这种病情的人为数不多,但冬天对头部进行保暖确实非常重要。

研究表明,当气温在 15 ℃左右时,约 1/3 的热量从头部散发。当气温在 4 ℃左右时,约 1/2 的热量从头部散发。头部受寒,可使血管收缩、血压升高,甚至造成小动脉持续痉挛,使脑血管病的发病率增高。统计显示,脑血管病多在冷空气过境后的第 1 天和第 5 天各出现一个死亡率高峰。因此,老年人(尤其是患有心血管病的老年人),在寒冷季节不要让头部受寒,外出时要戴帽子,以避免脑血管病的发生。

## 15 低头垂首能预防脑血管病吗

研究发现,经常做倒立、翻滚、旋转动作的跳水、体操运动员,很少有死于脑血管病的。油漆工人因其工作时要不停地弯腰抬头而罕有脑血管病。一些宗教信徒中多有长寿者,这显然与他们每日跪拜低头祈祷有关。有意思的是,驼背本来是一种生理缺陷,对于身心健康颇为不利,但人们发现,在长寿者当中驼背者竟然占了不小的比例,其中的缘由可以从他们的头长期处于低水平位来解释。日本人素以长寿而闻名于世,因素自然很多,但日本人每次见面打招呼、道别等都要弯腰鞠躬致敬,平时在家也常常在榻榻米上跪坐、爬行,这些日常动作中包含了大量的头低位运动。

而脑血管病患者中,以经常保持头高位姿势的脑力劳动者为多见。

这意味着什么呢?难道常做头低位运动可增强脑血管的抗压能力,预防脑血管病吗?答案是肯定的。

研究证明,当做头低位运动时,人们需要改变平常习惯的体位,这样可减缓和改善那些因长期直立而承受过度压力部位的负担,使脑血管在抗压力和韧性等方面得到提高,从而消除脑血管病的诱发因素。

## 16 梳头能预防脑血管病吗

抗衰老,先治脑。大脑是人体的"司令部",保护好大脑对人体健康意义重大。脑血管病是老年人的常见病,对付它的最好办法就是加强预防。坚持梳头就是一种最简单易行的好办法。

梳头不仅是美容化妆的需要,而且对自我保健大有益处,尤其是对脑血管病能起到很好的预防作用。一些人常说的"梳头十分钟,轻松防脑血管病",就是这个道理。

用梳具梳头刺激头部经络和内脏相对应于头表的全息穴位,把操作时产生的生物信息,通过经络与全息的传感关系作用于头部,使头部毛孔张开、排泄,使邪气外散,这样可疏通经络、振奋阳气、祛瘀充氧、调理脏器,从而提高机体的抗病能力。梳头还有神经反射作用,可改善血液循环,促进组织细胞的新陈代谢,这种微妙的关系和微妙的作用贯穿于梳头的全过程。要想获取较好的理疗作用,梳头时要有耐心,使梳具作用到头皮,反复进行,以头表能产生微热最好。一般来说,要达到保健作用,最好每次梳头的时间在10分钟左右,早、晚各进行一次效果更为理想。

梳具最好选用玉质、牛角质或木质的,而不用塑料制品。玉梳和多功能牛角梳最为理想,因为其含有丰富的矿物质和微量元素,对人体的健康大有裨益。

## 17 怎样预防脑出血

（1）必须早期发现并及时治疗高血压病，做到定期检查，一经确诊，就必须坚持服药治疗，以降低及稳定血压，防止血压反跳及过度波动。

（2）一旦发现动脉硬化，必须及早采取措施，降低血脂浓度及胆固醇浓度，以保持血管壁的弹性。丹参注射液、复方丹参片、地巴唑、桂利嗪等有养气活血、增加血液循环的作用，可遵医嘱服用。

（3）保持乐观，避免情绪激动，防止血压突增。

（4）必须劳逸结合，合理安排工作，保证足够的睡眠，避免过度劳累。

（5）饮食必须清淡，少食动物脂肪或含胆固醇高的食物，糖也不宜多食，可多吃豆类、水果、蔬菜和鱼类等，尤其对血压较高、动脉硬化、血脂浓度高者更为重要。

（6）戒烟戒酒。烟能加速动脉硬化的发展，对高血压病患者更有害，并能引起血管痉挛。长期大量饮酒也会导致动脉硬化甚至血管破裂。

（7）务必使大便畅通，避免过度用力排大便。多吃蔬菜、水果，多饮水，软化粪便，以免便秘导致血压增高。

（8）必须注意季节变化，防寒避暑，防止寒冷、高温对机体的影响，避免因血管舒缩功能障碍、血压波动幅度剧增而发生意外。

（9）改变体位时，动作必须缓慢，可用头低位及眼睛向下的方式渐渐起身，切勿突然改变体位，以防止因头部一时供血不足而发生意外。

（10）必须适当坚持体育锻炼，从事力所能及的工作，应避免剧烈的运动或过度疲劳。同时必须具有正确的对待疾病的态度，树立同疾病做斗争的信心。

牢记这"十个必须"，坚持合理用药，注意发病规律，做好预防措施。这样，发生脑出血的概率就会大大降低。

## 18 左手摇扇能预防脑出血吗

如今,大部分家庭都有了电风扇、空调,用手摇扇子纳凉的人越来越少了。其实,电风扇与空调虽然省事,但如果使用不当,就会给人带来"空调病"等麻烦。而手摇扇子纳凉,虽然不如电风扇和空调"解热",但不会引发"空调病",而且还能预防脑血管病的发生。

摇扇是一种单侧肢体运动,不仅可使肢体的关节、肌肉得到锻炼,而且可使大脑血管的收缩功能和舒张功能得到锻炼。大脑对身体的控制是交叉的,即左脑半球支配右侧肢体,右脑半球支配左侧肢体。多数人长期习惯用右手,而左手运动少,致使右脑半球缺乏锻炼。因此,老年人脑溢血的发生部位大多在右脑半球,就是由支配左侧肢体活动的右脑半球血管得不到锻炼而显得比较脆弱所致。因此,夏日经常用左手摇扇,可促进右脑功能,增强右脑半球血管壁的弹性,有效地预防脑血管病的发生。

## 19 如何从日常生活做起预防脑梗死

(1)**保证足量饮水**:饮水不足,则血液黏度会增高,血管中囤积的废物也难以排出。如晨起空腹饮一二杯白开水,则可降低血液黏度,使血管扩张,有利于改善机体新陈代谢,减少血栓形成。

(2)**合理饮食**:适当选用预防血栓形成的食物,如大蒜、洋葱、番茄、韭菜、芹菜、海带、紫菜、黑木耳、银耳、桃仁、山楂、香瓜、木瓜、草莓、柠檬、葡萄、菠萝、鲑鱼、鲭鱼、沙丁鱼等,对降低血液黏度,减少血液中的不正常凝块都有较好的作用。

(3)**适当参加体育锻炼**:体育锻炼可增加血液中高密度脂蛋白胆固醇的含量,对动脉硬化有极重要的防治作用;还可提高血液中的纤溶酶活性,以防止血栓形成,有效地预防或延缓动脉硬化。

（4）保持情绪稳定：情绪过于紧张、激动，可以引起血管痉挛、血压骤升、血液变稠，从而影响人体正常的血液循环，诱发血栓形成或血管破裂。因此，中老年人日常应心情开朗、乐观向上，以使情绪保持相对稳定。

## 20 怎样预防动脉硬化性脑梗死

动脉硬化性脑梗死的根本病因是动脉粥样硬化，因此，预防动脉粥样硬化成为预防本病的重要环节。

（1）平时应多吃蔬菜，忌食含胆固醇丰富的食物，如动物内脏、动物脂肪、蛋黄等。

（2）积极治疗糖尿病、高血压病，但要防止血压突然下降或低血压过久。对已有"小中风"发作的患者更应积极治疗。

对因脑血栓后遗症而长期卧床的患者进行家庭护理时，应注意以下几个方面：①注意保暖，冷热要适宜，因为脑血管病患者的抵抗力一般都很弱，极易因感染而引起并发症；②宜取侧卧位，以利于痰液、唾液流出，保持呼吸道通畅；③勤翻身，促进血液流通，防止发生压疮；④多活动，处于恢复期的患者要加强对患侧肢体的按摩和功能锻炼。

## 21 为什么睡前不喝水易得脑梗死

睡前过度控制水分的摄取，容易造成血液中的水分不足，引发脑梗死或心肌梗死，特别是中老年人更要小心。许多平日就有尿频现象的中老年人，到了冬天，养成了睡前尽量不喝水的习惯。如果吃过晚饭后到次日起床，其间都不喝水的话，血液中的水分便会不足，很容易产生凝血现象。

（1）起床前后易发病：通过分析心脏病及脑部疾病等中老年人的重要死亡原因可以发现，在一天当中最容易发作的时段方面，心肌梗死通常是在起床后的二三小时之内，脑梗死则是在天亮快起床前或刚刚起床后的时间内。

这两类疾病的发生原因均为血液黏度太高,引起血栓形成,将血管堵住所致。

(2)睡前不适宜喝茶:为了预防脑梗死及心肌梗死,睡前必须补充水分,而且建议饮用较易被人体吸收的饮料或清水。一般中老年人习惯喝茶,因茶有利尿作用,反而会排出比喝下去更多的水分,起到反作用,故不适合在睡前饮用。

(3)上厕所后补充水分:中老年人最好是在床头放一杯水,每次上完厕所后就补充水分,不仅在睡觉时,而且在容易流失水分的沐浴前,最好也先喝一杯水,以免因长时间沐浴而缺乏水分。

## 22 如何预防脑血管病复发

脑血管病的复发率高达25%。不少患者还复发过2次以上,多者可复发6次甚至更多。随着复发次数的增多,患者的病情会一次比一次严重,致残率及病死率亦随之增加。防止脑血管病复发要注意以下几点。

(1)积极治疗原发病:高血压病患者应坚持合理服药,以控制血压,同时经常测量血压,使血压保持在正常或稍高水平,但不宜将血压降得过快、过低。血脂异常患者、糖尿病患者也要在医生指导下分别坚持调脂治疗和降糖治疗。

(2)保持良好心态:精神紧张、情绪激动、焦虑不安、大喜大怒等不良心理,可使体内儿茶酚胺释放增多、血压升高、心率增快,易诱发或加重病情。因此,脑血管病患者必须尽量改变急躁火暴的脾气,自我控制情绪,不让各种强烈的精神刺激引起剧烈的情绪波动。健康的心理对防止脑血管病复发所起的重要作用,是其他方法无法替代的。中老年人平时还要多培养一些个人爱好,如书法、绘画、摄影、养花、垂钓等,以陶冶情操。

(3)坚持锻炼:多做适合自身活动的项目,如练体操、打太极拳、进行散步、进行慢跑等。锻炼时要循序渐进,切勿急于求成。锻炼应从小运动量开始,从轻度运动到适度运动,逐渐增加运动量。通过运动锻炼可以促进血液循环,加速新陈代谢,提高机体的抗病能力。

(4)合理饮食:血脂异常是导致动脉粥样硬化的主要因素。因此,要讲究营养平衡,不吃脂肪含量高的食物,如肥肉、动物内脏、蛋黄、鱼卵及油炸食物。主食方面要细粮、粗杂粮混吃,多吃豆类及豆制品,多吃海鱼、新鲜蔬菜和瓜果。要少吃盐。尤其对患脑血管病的中老年人,更应控制食盐的摄入量,每天在 5 克以内为好。

(5)戒烟限酒:吸烟可以增高血液黏度、促进血小板聚集、收缩血管,因此也是脑血管病的危险因素。吸烟者脑血管病的发生率比不吸烟者的高 5 倍左右。饮酒的危害也是不容忽视的,长期大量饮酒或酗酒者(每日酒精摄入量 200 毫升以上)脑血管病的发生率是一般人的 4～5 倍。酗酒也是导致脑血管病复发的危险因素之一。奉劝脑血管病患者,应立即改变此不良生活习惯,戒烟、限酒。

(6)保证大便通畅,预防便秘:便秘是脑血管病的大敌。预防便秘除日常饮食多吃粗粮、蔬菜、瓜果等含粗纤维多的食物外,每日还应适量多饮水(至少 1500 毫升)。如出现便秘,早、晚还要各饮一杯蜂蜜水,滑润肠道,刺激肠蠕动,以利于排便。脑血管病患者大便时不宜过分用力,以免引起血压升高,加重病情,最好使用马桶,这样比蹲着省力。养成定时排便的习惯,必要时可服些缓泻剂。

(7)营造温馨和睦的家庭氛围:脑血管病患者的家属要为患者营造出一个温馨、和睦的家庭氛围,以缓解患者紧张、焦虑、孤独的情绪。同时,家属还应学习一些护理知识,以便科学地协助患者做好康复训练,争取使患者能早日实现生活自理的目标。

(8)定期检查:定期检查血脂浓度、血液黏度、血糖浓度及眼底等,必要时可做头颅 CT 检查。一般每隔半年复查一次,做到心中有数。若有肢体麻木、运动无力、咬字不清、流口水、舌发僵、复视(看物体时有重影)、持续头昏、持续头痛等症状,则应及时就诊。

## 第三章
## 饮食防治脑血管病

### 1 脑血管病患者如何进行饮食调养

在调配脑血管病患者的饮食中,应注意以下几点。

(1)适当控制饮食的总热量。脑血管病患者一般体型肥胖的较多,再加上活动量少,因此饮食要有节制,每餐饭菜不宜吃得过多过饱,以八九成饱为宜,保持热量摄入平衡。

(2)限制脂肪和胆固醇的摄入。脑血管病患者多数血脂浓度偏高,对脂肪的摄入应严格限制,如肥肉、动物油脂、内脏、奶油、黄油以及含胆固醇高的食品,不吃为好,以免加重病情。在使用植物油时也要注意,每日的使用量不宜过多。食物宜清淡,以便于消化。

(3)多吃富含膳食纤维的食物(如粗粮、蔬菜、水果等),尽量少吃蔗糖、蜂蜜、水果糖、糕点等。

(4)每日蛋白质应占总热量的 12% ~ 15% ,并包含一定量的优质蛋白(如乳类、蛋类、瘦肉、鸡、鱼、大豆等)。

(5)适当补充维生素 C、烟酸、维生素 $B_6$ 及维生素 E,还应注意钾、镁和微量元素(如铬、硒、锰、碘等)的摄入。

（6）盐摄入量每日控制在 4 克左右。

（7）定时定量，少量多餐。三餐的热量分配为早餐 25% ～ 30%，午餐 35% ～40%，晚餐 25% ～30%，两餐之间可以加餐。

（8）戒酒，酒精对血管起扩张作用，使血流加快，脑血流量增加。酒后容易出现急性脑出血发作。

## ② 哪些食物可预防脑血管病

（1）黑木耳加冰糖能降血压和防止血管硬化，与蒜、葱一起食用，可缓解冠状动脉粥样硬化。

（2）葡萄干、土豆、红枣、山楂、桃、橘等可控制血压。多吃富含矿物质的食物，少摄入油脂，如玉米油、葵花子或葵花子油。麦片有助于减肥、降低血压及胆固醇。

（3）香菇、红枣含有相当丰富的维生素 C 和维生素 P。核桃、蜂蜜含丰富维生素，可防止血管硬化。芹菜叶降血压效果相当明显，用水烫一下，剁碎，拌上蒜泥，几乎相当于服一片降压药。每百克芹菜中含钙 160 毫克，一半可为人体吸收。

（4）茄子含维生素 P，能增强毛细血管弹性，可防治高血压病、动脉硬化及脑血管病，明显减少老年斑，降低脑栓塞的发生率。

（5）南瓜具有润肺益气、化痰、排脓、驱虫解毒、止喘利尿、美容等功能，可预防和治疗前列腺增生、动脉硬化、胃溃疡等病症。

（6）生姜可以抗肿瘤，防止血小板聚集，降低血栓、心脏病或脑血管病的发生率，减轻偏头痛，有消炎作用。

（7）玉米富含脂肪，其中的不饱和脂肪酸（特别是亚油酸）的含量高达 60% 以上。经常吃玉米有助于人体脂肪及胆固醇的正常代谢，可以减少胆固醇在血管中的沉积，从而软化动脉血管。

（8）西红柿不仅各种维生素的含量比苹果、梨的高，而且还含芦丁，可提高机体抗氧化能力,消除自由基等体内垃圾,保持血管壁弹性,有预防血栓形成的作用。

(9)苹果富含多糖果酸、类黄酮、钾、维生素 E 及维生素 C 等,可使体内积蓄的脂肪分解,对推迟和预防动脉粥样硬化有明显作用。

(10)海带含有丰富的岩藻多糖、昆布素,这类物质有类似肝素的活性,能防止血栓,降胆固醇、脂蛋白,抑制动脉粥样硬化。

(11)大蒜含挥发性辣素,可消除积存在血管中的脂肪,有明显的降脂作用,是主治高脂血症和动脉硬化的良药。

(12)洋葱含有能使血管扩张的前列腺素 A,它能舒张血管,降低血液黏度,减少血管的压力。同时,洋葱还含有二烯丙基二硫化物和含硫氨基酸,可增强纤维蛋白溶解的活性,具有降血脂、抗动脉硬化的功能。

## 3  适合于脑血管病患者的茶饮有哪些

(1)夏枯草苦丁茶:夏枯草 15～30 克,苦丁茶 2～3 克。将夏枯草煎沸,去渣,以夏枯草沸汁沏苦丁茶,加盖闷 15 分钟。每日 1 剂,可冲泡 3～5 次,不拘时饮服。此茶具有清肝明目、息风消肿的功效,适用于肝阳上亢型脑血管病先兆患者。

(2)苦丁菊槐茶:苦丁茶、甘菊花、槐花各 3 克。将以上三味置茶壶中,用开水冲泡。每日 1 剂,可反复冲泡 3～5 次,不拘时饮用。此茶具有清肝息风、平肝凉血的功效,适用于肝阳上亢型脑血管病先兆患者。

(3)菊普茶:普洱茶、菊花、罗汉果各 5 克。将以上三味研成细末,用洁净纱布包裹,沸水冲泡,闷 15 分钟。每日 1 剂,可冲泡 3～5 次,不拘时饮用。此茶具有清热平肝、降压降脂的功效,适用于肝阳上亢型脑血管病先兆患者。

(4)柿漆奶茶:柿漆(即未成熟的柿子榨取的汁)30 克,牛奶 250 克。将牛奶煮沸,和入柿漆即成。每日 1 剂,分 2 或 3 次服用。此茶具有清热平肝的功效,适用于肝阳上亢型脑血管病先兆患者。柿漆性寒,脾胃虚寒、痰湿内盛之人不宜多食,也不宜空腹食。

(5)**元宝茶**:白菊花2克,绿茶1克,青果2枚,大枣5枚,冰糖3克,薄荷0.5克。将以上原料置入杯中,开水冲泡,加盖闷10分钟。代茶饮用,每剂可冲泡3~5次。夏日可多饮。此茶具有平肝息风、解郁和中的功效,适用于肝阳上亢型脑血管病先兆患者。

(6)**枸杞桑菊茶**:桑叶3克,甘菊花3克,枸杞子5克,决明子3克。将决明子炒香,桑叶切碎,然后与菊花、枸杞子一同放入大茶杯中,沸水冲泡,闷15分钟。每剂可反复冲泡3~5次,每日饮2~3杯,也可随意饮用,7~14天为一疗程。此茶具有清肝息风、降压降脂的功效,适用于肝阳上亢型脑血管病先兆患者。

(7)**槐花决明茶**:生槐花5克,鲜荷叶15克(干荷叶5~10克),决明子10克,鲜山楂30克,白糖10克。将前四味一同放入锅内,加水煎熬,待山楂将烂时,捣碎,再煮10分钟,去渣取汁,用白糖调味。代茶,不拘时饮服。此茶具有清肝凉血、清热化瘀的功效,适用于肝热血瘀型脑血管病先兆患者。

(8)**银菊茶**:金银花、甘菊各10克,山楂15克。将山楂拍碎,同金银花、甘菊一起放入锅中,加水煎汤,去渣取汁。代茶饮,不拘时饮服。此茶具有清肝活血、降压降脂的功效,适用于肝热血瘀型脑血管病先兆患者。

(9)**海带梅干茶**:海带丝10克,乌梅干3克。将海带丝及乌梅一同放入茶杯中,沸水冲泡,加盖闷15分钟。代茶饮,可泡3~5次,至乌梅味淡后可将海带丝及乌梅肉咀嚼咽下。此茶具有祛风化痰的功效,适用于风痰上扰型脑血管病先兆患者。

(10)**首乌菊花乌龙茶**:制何首乌30克,菊花10克,乌龙茶3克。将制何首乌、菊花洗净,放入砂锅中,加水适量,煎煮30分钟,用药汁冲泡乌龙茶,加盖闷10分钟即成。代茶频用。此茶具有滋补肝肾、平肝清热的功效,适用于阴虚阳亢型脑血管病先兆患者。

**适合于脑血管病患者的主食有哪些**

(1)丹参黑米粥:紫丹参 30 克,赤芍 15 克,牡丹皮 10 克,黑米 150 克。将紫丹参、赤芍、牡丹皮入锅,加水适量,煎煮 30 分钟,去渣留汁。以汁水代水,加黑米熬粥。早、晚分食,或不拘时小量饮服。神志清楚者可以进食,稍有吞咽不利者可喂食,若昏迷或吞咽较困难,则可以鼻饲丹参黑米粥(可煮得稀一些)。其具有活血化瘀、凉血宁络的功效,适用于气虚血瘀、脉络瘀阻型脑血管病后遗症患者。

(2)豆豉粥:淡豆豉 15 克,荆芥穗 6 克,薄荷 6 克,葱白 1 根,生姜 5 片,羊脊髓 50 克,大米 100 克,精盐适量。将荆芥穗、淡豆豉、葱白、生姜洗净后入锅,加水 2500 毫升,烧开后下薄荷,用小火烧 10 分钟,去渣取汁,将汁加少许清水,加入淘净的大米、羊脊髓煮粥,待熟烂后加盐调味即成。早、晚分食。其具有补益肝肾、祛风通络的功效,适用于肝肾阴虚型脑血管病后遗症患者。

(3)生地黑木耳粥:生地黄 15 克,黑木耳 10 克,大米 60 克。将生地黄洗净,入锅,加水适量,煎煮 40 分钟,去渣取汁。将黑木耳泡发,洗净,与淘洗干净的大米同入锅中,加水煮成稠粥,放入生地黄煎汁,再煮沸即成。早、晚分食。其具有滋补肝肾的功效,适用于肝肾阴虚型脑血管病后遗症患者。

(4)枸杞地黄粥:枸杞子、干地黄各 15 克,生姜汁 10 ~ 20 滴,大米 30 ~ 50 克,红糖适量。将大米淘洗干净,入锅,加水适量,小火煮成稀粥,粥将熟加入枸杞子、地黄、生姜汁,再煮 3 沸即成。早、晚分食。其具有滋补肝肾、和胃通络的功效,适用于肝肾阴虚型脑血管病后遗症患者。

(5)山药桂圆粥:鲜山药 100 克,桂圆肉 15 克,荔枝肉 3 ~ 5 个,五味子 3 克,白糖适量。将山药去皮,切成薄片,与桂圆肉、荔枝肉(鲜者佳)、五味子同入锅中,小火煮作粥,加入白糖即成。早、晚分食。其具有滋补肝肾、益气敛阴的功效,适用于肝肾阴虚型脑血管病后遗症患者。

(6)豆豉粟米粥:淡豆豉 150 克,荆芥穗 50 克,薄荷叶 50 克,粟米 150 克。

以上前三味先加水 3000 毫升,煮取药汁,去渣后加入淘洗干净的粟米,用旺火烧开后转用小火熬煮成稀粥。日服 1 剂,空腹食用。其具有益肾祛风的功效,适用于脑血管病后遗症之言语謇涩、精神不振、口眼㖞斜等症患者。

(7)地龙桃花饼:干地龙 30 克,红花、赤芍各 20 克,当归 50 克,黄芪 100 克,川芎 10 克,玉米面 400 克,面粉 100 克,桃仁、白糖各适量。干地龙以酒浸去其腥味,烘干研粉。红花、赤芍、当归、黄芪、川芎水煎 2 次,取汁。玉米粉、面粉、地龙粉、白糖混匀,用药汁调匀,制饼 20 个。桃仁去皮尖,打碎,略炒,均匀地放于饼上,入笼蒸熟(或用烤箱烤熟)。每次服 1 或 2 个饼,当点心食用。其具有益气活血、化瘀通络的功效,适用于脑血管病后遗症之气虚血瘀、脉络瘀阻、肢体痿软无力、舌质紫暗或有瘀斑、脉细而涩的患者。

## ⬡5 适合于脑血管病患者的菜肴有哪些

(1)核桃仁拌芹菜:核桃仁 50 克,芹菜 300 克,精盐、味精、麻油各适量。将芹菜摘去柄和老叶,洗净切丝,放沸水中烫 2 分钟,再用冷水冲一下,沥干水后加精盐、味精、麻油入盘。将核桃仁用开水泡后剥去皮,再用开水泡 5 分钟后取出,放在芹菜上,吃时拌匀。佐餐食用。其具有滋阴益气、凉血宁络的功效,适用于肝肾阴虚、风阳上扰型脑血管病患者。

(2)茉莉银耳:茉莉花 3 克,水发银耳 50 克,麻油、精盐、味精、素鲜汤、黄酒、葱花、生姜末各适量。将银耳洗净,去杂质,撕成小块,用清水继续泡发。将茉莉花去掉花蒂,洗净。将炒锅放在火上,锅热后加适量麻油,炸香葱、生姜末,加素鲜汤、黄酒、精盐、味精等。再加入洗好的银耳,烧开后撇去浮沫,撒上茉莉花,出锅即成。佐餐食用。其具有滋阴补肾、清肺益气、疏肝解郁、理气止痛的功效,适用于脑血管病后言语不利或失语、头晕眩或胀痛、面赤耳鸣、胸胁胀满不适者。

(3)决明爆茄子:决明子 30 克,茄子 500 克,植物油 250 克,葱、生姜、蒜、淀粉、精盐各适量。将决明子捣碎,加水适量,煎煮 30 分钟左右,去渣后,将决明子汁浓缩成两茶匙左右待用。将茄子洗净,切成斜片备用。把植物油倒入铁锅内烧热,将茄片入油锅炸至两面焦黄,捞出沥油。铁锅内留油3克,放在灶上烧热,用蒜片爆锅后,把炸好的茄片入锅,随即把葱、蒜、生姜、精盐及用决明子汁调匀的淀粉糊倒入锅内翻炒一会儿,滴几滴油,颠翻后出锅。佐餐食用。其具有平肝潜阳、清热通便的功效,适用于肝阳上亢型脑血管病先兆患者。

(4)凉拌菠菜海蜇:菠菜100克,海蜇皮50克,麻油、精盐、味精各适量。将海蜇皮洗净,切成丝,用开水烫过,挤去水分,放入用开水烫过并挤干水分的菠菜,加上调料拌匀。佐餐食用。其具有祛风平肝、清热降压的功效,适用于高血压病、脑血管病先兆患者。

(5)天麻烧鲤鱼:天麻25克,川芎10克,茯苓10克,鲜鲤鱼1尾(重约1000克),葱、姜、白糖、味精、盐、胡椒粉、麻油、芡粉各适量。将鱼洗净去肠杂。将川芎、茯苓、天麻切片,放入米泔水中浸泡1小时,捞出放在米饭上蒸透,然后放在鱼头、鱼腹中备用。将鱼置大盘中,加入葱、姜和适量清水,上笼蒸30分钟,去葱、姜。另用清汤加白糖、精盐、味精、胡椒粉、麻油各适量,烧开,勾芡,浇在天麻鱼上即成。佐餐食用。其具有平肝息风、行气活血的功效,适用于肝阳上亢型脑血管病先兆患者。

(6)夏枯草肉煲:夏枯草20克,猪瘦肉(或小排)100~200克,精盐适量。将夏枯草、切薄的猪瘦肉一起入锅,加水,用小火煲汤,加盐调味。每日1剂,吃肉饮汤。其具有平肝清热、养阴降压的功效,适用于肝阳上亢型脑血管病先兆患者。

(7)首乌黑豆炖甲鱼:制何首乌30克,黑豆60克,甲鱼1只(约500克),大枣5枚,植物油、生姜、精盐各适量。将甲鱼宰杀,用热水烫去皮膜,去内脏,洗净切块,放入油锅略炒,然后与黑豆、制何首乌、去核的大枣及生姜、精盐一起放入大碗,隔水炖熟。佐餐食用。其具有滋阴填精、补益肝肾的功效,适用于阴虚阳亢型脑血管病先兆患者。

(8)黄芪煲蛇肉:黄芪50克,蛇肉200克,生姜3片,葱段、精盐、味精、麻油各适量。将黄芪洗净,将蛇肉洗净后切成小段,与生姜片、葱段、精盐同入锅中,加水适量,大火煮沸,改小火煲 1 小时,拣出黄芪,淋上麻油即成。佐餐食用。其具有补气活血、化瘀通络的功效,适用于气虚络瘀型脑血管病偏瘫患者。

 ## 6 适合于脑血管病患者的汤羹有哪些

(1)枸菊清脑汤:枸杞头、菊花脑各 50 克,麻油 20 克,精盐适量。将枸杞头、菊花脑去老叶,洗净。锅中加清水 1500 毫升,烧开,下枸杞头、菊花脑,加精盐,烧 2 或 3 沸,淋入麻油即成。佐餐食用,以饮汤为主,或不拘时服用。其具有平肝潜阳、清肝凉血的功效,适用于肝阳上亢型脑血管病先兆患者。

(2)雪羹汤:海蜇 150 克,荸荠 350 克。将海蜇与荸荠洗净,加水 1000 毫升,煎至 250 毫升。空腹 1 次服下。其具有平肝潜阳、滋阴清热的功效,适用于肝阳上亢型脑血管病先兆患者。

(3)大枣芹根汤:大枣 10 枚,芹菜根 30 克。将大枣、芹菜根洗净后同入锅中,加水适量,煎煮 30 分钟,去渣取汁即成。上、下午分服。其具有平肝息风、健脾养血的功效,适用于肝阳上亢型脑血管病先兆患者。

(4)山楂决明汤:山楂 30 克,决明子 60 克。将二味入锅,加水,先用大火烧开,再用小火煎 20 分钟,取汁。频频饮服。其具有清肝活血、降压降脂的功效,适用于肝热血瘀型脑血管病先兆患者。

(5)黄芪当归麻鸭汤:黄芪 60 克,当归 15 克,麻鸭 1 只(1000 ~ 1500 克),黄酒、葱、生姜、精盐各适量。将麻鸭宰杀,去肠杂、毛,洗净切成块,与洗净的黄芪、当归共同放入砂锅,加水 2000 ~ 3000 毫升,小火熬,待烧开之后加入佐料,继续熬 40 分钟左右,用筷插鸭肉,判断鸭已酥烂即可离火。此为 1 周用量,吃鸭饮汤。若汤已饮尽,可再加水煮鸭熬汤。其具有补气活血的功效,适用于气虚血滞型脑血管病先兆患者。

(6)五味银杏大枣膏:五味子 250 克,银杏叶 500 克,大枣 250 克,蜂蜜

1000 克,冰糖 50 克。将五味子、银杏叶、大枣洗净,入锅中加水煮,取汁后加水再煮,共 3 次,去渣。将 3 次药汁合并加热蒸发,浓缩至约 1000 毫升,加入冰糖,小火慢慢煎熬约半小时,冷却后拌入蜂蜜,装瓶备用。每次服 2 茶匙,每日早、晚饭后用开水冲服,3 个月为 1 个疗程。其具有益气通络、养心安神的功效,适用于气虚血滞型脑血管病先兆患者,对伴有冠心病、高血压病者尤为适宜。

(7) **地黄甲鱼滋肾汤**:熟地黄 15 克,枸杞子 30 克,甲鱼 1 只(重约 300 克),精盐、生姜、葱各适量。将甲鱼放沸水锅中烫一会儿,然后剁去头、爪,揭去鳖甲,除去内脏,洗净,切成小方块,放入砂锅内。将洗净的枸杞子、熟地黄也放入砂锅,加适量水,大火烧开,再加入精盐、生姜、葱,改用小火炖熬至甲鱼肉熟透。佐餐食用。其具有滋阴潜阳的功效,适用于阴虚阳亢型脑血管病先兆患者。

(8) **独活乌豆汤**:独活 10 克,黑豆 60 克。将独活、黑豆洗净,入锅加水适量,煎煮 30 分钟,待黑豆熟烂时,去独活药渣,取汁,保留黑豆。上、下午分服。其具有息风通络、益气通窍的功效,适用于脉络空虚、风邪入中型脑血管病患者。

(9) **天麻豨莶煲鸡汤**:母鸡 1 只(约 1500 克),天麻 15 克,豨莶草 30 克,水发香菇 50 克,黄酒、精盐、生姜各适量。将母鸡宰杀,去毛及肠杂,剁成块状。将天麻、豨莶草洗净后切碎,用纱布包扎。将鸡块、香菇、纱布药包及佐料放入砂锅,加水 2500 毫升,用小火慢煲约 1 小时,待鸡块酥烂后离火。当汤佐餐,吃肉饮汤。其具有滋补肝肾、平肝息风、活血通络的功效,适用于肝肾阴虚型脑血管病后遗症者,对兼有风阳上扰者尤为适宜。

### ⑦ 为什么说脑出血与饮酒关系紧密

研究资料表明:每天饮酒 30 毫升者,其收缩压可增高 4 毫米汞柱,舒张压可增高 2 毫米汞柱,高血压病的患病率为 50%;每日饮酒 60 毫升,收缩压增高 6 毫米汞柱,舒张压增高 2~4 毫米汞柱,高血压病的患病率为 100%。

脑出血是一种生活习惯病。为避免患脑出血,除了平时养成良好的生活习惯和行为习惯外,还应避免大量饮酒,尤其是烈性酒。有饮酒习惯者应严格限制酒量,一般每天饮酒量不宜超过 50 毫升,最好饮红葡萄酒。此外,还要少吃肥肉、辣椒、生葱、大蒜等肥甘厚味和辛辣刺激之品,多吃一些新鲜水果和蔬菜。

## ⑧ 为什么长期饱食易致脑血管硬化

进食过饱后,大脑中一种称为"纤维芽细胞生长因子"的物质明显增加,比进食前增加数倍。这种纤维芽细胞生长因子能使毛细血管内的脂肪细胞增生,促使动脉粥样硬化的发生。如果长期饱食,大脑内的纤维芽细胞生长因子增加,会导致脑血管硬化,出现大脑早衰和智力下降。

因此,日常饮食应做到七八分饱,以减少因饱食而造成的纤维芽细胞生长因子增加,延迟和预防脑血管硬化及老年性痴呆的发生。

合理饮食可以延缓疾病的进展,老年痴呆的发生与机体缺乏叶酸和维生素 $B_{12}$ 等有关,因此,应多食富含叶酸和维生素 $B_{12}$ 的瘦肉、蛋、奶、鱼、虾及发酵后的豆制品等。大豆含有丰富的异黄酮、皂苷、低聚糖等活性物质,常食可以预防血脂异常、动脉硬化。

## ⑨ 脑血管硬化患者如何进行饮食调养

脑血管硬化患者的饮食应注意如下几点。

(1)多吃素菜少饮酒:素菜和水果含有大量维生素 C 以及钾、镁元素。维生素 C 可调节胆固醇代谢,防止动脉硬化发展,同时可增加血管的致密性。酒类(尤其是烈性酒)可导致动脉硬化及脑血管病。

(2)常用植物油,少吃动物脂肪:植物油含不饱和脂肪酸,可促进血清胆固醇浓度降低。而动物脂肪(如猪油、奶油、肥肉、动物内脏、蛋黄等)中的胆固醇含量较高。

(3)饮食清淡不过饱:饮食以清淡为宜,因为嗜咸饮食,钠会进入血管壁,使其增厚,使血压增高。进食量应适当,不宜过饱,否则身体过胖会加重心脏负担。

(4)蛋白海味不能少:饮食中缺乏蛋白质,同样会发生血管硬化。蛋白质含动物蛋白和豆类蛋白,以供应身体的必需氨基酸,饮牛奶以去脂品为佳。海产品(如海带、海鱼等)含有丰富的碘、铁、钙、硒、蛋白质及不饱和脂肪酸,被公认为大脑营养剂、血液稀释剂,具有降低胆固醇、防止动脉硬化的功效。

## 10 血管性痴呆患者如何进行饮食调养

研究发现,饮食中含有的一些矿物质与防治血管性痴呆关系密切。例如,钙可以调节神经、肌肉的兴奋性,维持心功能的正常活动,改善老年人的认知能力;镁是各种酶反应的辅助因子,与钾、钙等元素协同维护心肌和防止动脉硬化,从而增加脑的血流量,有利于防止血管性痴呆的发生。在日常饮食中,应注意补充海产品、食用菌、豆类及其制品、鱼类、乳类、芝麻酱、各种蔬菜和水果等食物,以利于使机体获得足量的矿物质。

另外,血管性痴呆患者在饮食上还应注意以下几点。

(1)供给充足的必需脂肪酸。膳食中提供充足的必需脂肪酸是极为重要的,它是大脑维持正常功能不可缺少的营养物质,核桃、鱼油、红花油中必需脂肪酸的含量较多,在膳食中可适量增加。

(2)注意给予低糖饮食。因为糖摄入过多,易使脑功能出现神经过敏或神经衰弱等障碍。

(3)膳食中应注意补充含维生素 E、维生素 C 和 β 胡萝卜素丰富的食品,如麦胚油、棉籽油、玉米油、植物油、芝麻油等,这些物质具有抗氧化功能,能够延缓衰老。

（4）烹调各种菜肴时，不要放过多的味精。摄入过多的味精时，可引起头痛、恶心等症状。

## 11 适合于血管性痴呆患者的茶饮有哪些

（1）**核桃仁山楂茶**：核桃仁 150 克，山楂 50 克，白糖 30 克。将核桃仁加入适量的水浸泡半小时，洗净，放入研钵或石磨内，加入少许清水，将其研磨成浆，装入容器中，再加适量的清水稀释，调匀待用。将山楂用水冲洗干净，拍碎，装入锅内，加入适量清水，在中火上煎熬 3 次，每次 20 分钟，过滤去渣，取汁，用小火浓缩至约 1000 毫升。再把锅洗净后置于火上，倒入山楂汁，加入白糖搅拌，待溶化后，再缓缓地倒入核桃仁浆，边倒边搅均匀，烧至微沸即成。当茶，细细饮服，每次服 150～200 毫升，每日可服 2 或 3 次。其具有滋补肝肾、健脑益智的功效，适用于肝肾不足、髓海空虚型血管性痴呆患者。

（2）**二子延年茶**：枸杞子、五味子各 6 克。将二味捣烂，放入茶杯中，用沸水冲泡，加盖闷 15 分钟。代茶频用，一般可冲泡 3～5 次。每日 2 剂。其具有滋补肝肾、健脑益智的功效，适用于肝肾不足、髓海空虚型血管性痴呆患者。

（3）**冬虫夏草茶**：冬虫夏草 2 克。将冬虫夏草放入保温杯中，加入沸水冲泡，加盖闷 30 分钟。代茶频用，一般冲泡 3～5 次后，再嚼食冬虫夏草。每日 1 剂。其具有滋补肝肾、健脑益智的功效，适用于肝肾不足、髓海空虚型血管性痴呆患者。

（4）**首乌杜仲茶**：杜仲、何首乌各 250 克，夏枯草 150 克。将杜仲放入盐水中泡透，取出，置于锅内，用小火炒至微焦，凉透。将何首乌蒸煮熟透，晒干。然后分别将杜仲、何首乌、夏枯草制成粗末，和匀，用滤纸袋分装，每袋重 20 克，备用。饮服时每次取杜仲首乌茶 1 袋，放入茶杯中，用沸水冲泡，加盖闷 20 分钟即成。代茶频饮，一般可冲泡 3～5 次。每日 1 或 2 剂。其具有滋补肝肾、健脑益智的功效，适用于肝肾不足、髓海空虚型血管性痴呆患者。

（5）**五子健脑茶**：沙苑子、菟丝子、枸杞子、五味子、女贞子各 200 克，熟地黄、山萸肉各 100 克,神曲 50 克。将熟地黄、山萸肉放入锅中,加水 2000 毫升浸泡 1 小时,煮沸后改小火煎煮 40 分钟,滤出药汁。第二次加水 1500 毫升,煮沸后改小火煮 40 分钟,滤出药汁。如此再煎 1 次,滤出药汁,去渣。合并 3 次药汁,加入神曲粉,搅匀,大火煎取浓膏。将上述五子焙干,捣成碎末。加入药汁浓膏,搅拌搓揉均匀,捏成团,以触之能散为度,用模具或压块机制成小方块,低温干燥,使含水量降至 3% 以下,即成。密封贮存。每次取茶块 20 克,放入茶杯中,用沸水冲泡,加盖闷 10 分钟即成。频频饮服茶汁。每日 1 或 2 剂。其具有滋补肝肾、健脑益智的功效,适用于肝肾不足、髓海空虚型血管性痴呆患者。

(6) **十仙茶**:大米、山药、薏苡仁、赤小豆、绿豆(五者分别炒熟)各 750 克,青茶 500 克,净芝麻 375 克,净花椒 75 克,净小茴香 150 克,炮干姜、精盐各 30 克。将以上 10 味药研成细末,加入精盐,和匀,小火炒至黄熟,凉透,装入瓷罐收贮。每次取细末 15 ~ 20 克,放入茶碗中,加入核桃仁、南枣、松子、白糖适量,用沸水冲匀即成。当茶频频饮用,每日 3 ~ 5 次。其具有益气养血、养心健脾的功效,适用于气血两虚型血管性痴呆患者。

(7) **牛乳红茶**:鲜牛乳 100 克,红茶 5 克,精盐 3 克。把红茶用沸水熬浓汁,再把牛乳煮沸,盛在碗里,加入红茶浓汁,加入少许精盐,和匀即成。当茶,频频饮用,每日 1 剂。其具有补益气血、调养脾胃的功效,适用于气血两虚型血管性痴呆患者。

(8) **黄精茯苓茶**:黄精、茯苓各 100 克,青茶 50 克。将其研成粗末,分装于滤纸袋中,每袋重 15 克,备用。饮服时,取 1 袋放入茶杯中,用沸水冲泡,加盖闷 10 分钟即成。频频饮用,一般可冲泡 3 ~ 5 次。每日 1 或 2 袋。其具有益气生津、补益心脾、宁神健脑的功效,适用于气血两虚型血管性痴呆患者,对偏于气阴两虚者尤为适宜。

(9) **三花活血茶**:月季花、凌霄花、红花各 50 克,红茶 300 克。将三花拣尽杂物,晒干,与红茶共研成粗末,用滤纸袋分装,每袋重 10 克,备用。饮服时,每次取三花茶 1 袋,放入茶杯中,用沸水冲泡,加盖闷 10 分钟即成。频饮,一般可冲泡3~5次。每日1或2剂。其具有行气活血、通窍宁神的功效,适用于气血瘀滞、清窍受蒙型血管性痴呆患者。

(10)菖蒲醒脑茶:石菖蒲250克,郁金200克,普洱茶150克。将上药焙干,制成粗末,用滤纸袋分装,每袋重20克,备用。饮服时,每次取菖蒲醒脑茶1袋,放入茶杯中,用沸水冲泡,加盖闷15分钟即成。代茶频饮,一般可冲泡3~5次。每日1或2剂。其具有化痰涤浊、开窍醒脑的功效,适用于痰瘀交阻、心窍受蒙型血管性痴呆患者。

## ⬡12 适合于血管性痴呆患者的主食有哪些

(1)核桃仁粥:核桃仁50克,大米100克。将核桃仁研末,与淘净的大米同入砂锅,加水适量,先以大火烧沸,改以小火煨炖至稠粥。上、下午分服。其具有补肾填髓、健脑益智的功效,适用于肝肾不足、髓海空虚型血管性痴呆患者。

(2)首乌杜仲粥:制何首乌15克,杜仲15克,大米60克。先煮制何首乌、杜仲,去渣取汁,再入米煮粥。早、晚分食。其具有滋补肝肾、健脑益智的功效,适用于肝肾不足、髓海空虚型血管性痴呆患者。

(3)益肾补脑粥:芝麻、枸杞子各20克,核桃仁、葡萄干各15克,蜂蜜20克,大米60克。将芝麻、枸杞子、核桃仁、葡萄干洗净,与淘洗干净的大米同入锅中,大火煮沸,改小火煮成稠粥,待粥转温后调入蜂蜜即成。早、晚分食。其具有滋补肝肾、健脑益智的功效,适用于肝肾不足、髓海空虚型血管性痴呆患者。

(4)远志枣仁粥:远志10克,炒酸枣仁10克,大米100克。将大米淘净,加水适量,如常法煮粥,煮沸后加入远志、炒酸枣仁,再煮2或3沸即成。早、晚分食。其具有化痰宁心、安神开窍的功效,适用于痰瘀交阻、心窍受蒙型血管性痴呆患者。

(5)天麻什锦饭:大米200克,天麻20克,鸡肉(或猪肉)30克,香菇10克,冬笋 30 克,胡萝卜 60 克,青豌豆 20 克,小芋头 30 克,酱油、黄酒等适量。将鸡肉切成细丁,天麻用水泡软,香菇、冬笋、胡萝卜、小芋头等洗净,切片备用。淘净米后,将所有原料一齐放入,加酱油等调味品拌和,浸渍 2 小时,加水适量,大火煮沸后改用小火焖熟。中、晚餐当饭食用。其具有补肝肾、养心脾、健脑益智的功效,适用于肝肾不足、髓海空虚型血管性痴呆患者,对兼有心脾两虚者尤为适宜。

(6) **茯苓包子**:茯苓 10 克,鲜猪肉 50 克,面粉 150 克,生姜 2 克,胡椒粉 1 克,麻油 15 克,黄酒 10 克,骨头汤 30 克,酱油、精盐、大葱各适量。将茯苓碾成粉末,与面粉混匀,倒在案板上,加入酵母、水适量,揉成面团发酵。把猪肉剁成泥,倒入盘内,加酱油拌匀,加入姜末、精盐、麻油、黄酒、葱花、胡椒粉、骨头汤等搅拌成馅。待面团发好后,揉匀,搓成 3 ~ 4 厘米粗长条,按量揪成 30 个剂子,挤压成圆面皮,逐个加入肉馅,包成包子,摆入蒸笼中,以大火蒸约 15 分钟即成。当主食食用。其具有养心健脾、益脾渗湿的功效,适用于气血不足、心脾两虚型血管性痴呆患者。

(7) **归脾桃仁脆饼**:党参 30 克,黄芪、白术、酸枣仁各 10 克,茯苓、桂圆肉、大枣、生姜各 15 克,当归 10 克,木香、远志、炙甘草各 6 克,炒花生仁 150 克,鸡蛋 5 个,白糖 300 克,熟植物油 80 克,小苏打 3 克,面粉 500 克。以上 12 味药去净灰渣,烘干后碾成粉末。将炒花生仁去衣、压碎。先取鸡蛋 3 个倾入碗内打开,与白糖、植物油、中药粉末、小苏打、清水 100 毫升一起倒入面粉中,调匀,揉成面团,用湿布盖好,放置 30 分钟后,揪成 20 个面剂,用手掌按成直径 7 厘米的薄圆饼。另用 2 个蛋清打泡,刷在盖饼上,撒上花生仁碎瓣,放入盘内,入烤箱烤熟即成。当早餐食用。其具有补心脾、益气血、安神增智的功效,适用于气血不足、心脾两虚型血管性痴呆患者。

(8) **四仁益脑糕**:核桃仁 15 克,松子仁 10 克,酸枣仁 10 克,柏子仁 15 克,糯米粉 50 克,大米粉 50 克。将核桃仁、松子仁、酸枣仁、柏子仁同研为细粉,与糯米粉、大米粉同入盆中,加水适量,揉成 8 个粉团,用模具压制成方糕,置笼屉中蒸熟即成。每日 2 次,每次 4 块,趁热吃下。其具有补肝填髓、健脑益智的功效,适用于肝肾不足、髓海空虚型血管性痴呆患者。

## 13 适合于血管性痴呆患者的菜肴有哪些

(1)**首乌鸡**:制何首乌 30 克,母鸡 1 只,食盐、生姜、黄酒各适量。煮首乌取汁 100 毫升,炖鸡至烂时倒入首乌汁,再煮数分钟即可。佐餐食用。其具有滋补肝肾、养血健脑的功效,适用于肝肾不足、髓海空虚型血管性痴呆患者。

(2)**枸杞子炒鹌鹑**:鹌鹑 2 只,萝卜 200 克,枸杞子 20 克,葱、姜、黄酒、醋各适量。将鹌鹑洗干净、切块,将萝卜也切块。将锅用火烧热,倒油,油热下入鹌鹑块,翻炒变色,加萝卜混炒,放入葱、姜、酒、醋等调料及少许水,同煮至肉熟即可。佐餐食用。其具有滋补肝肾、健脑益智的功效,适用于肝肾不足、髓海空虚型血管性痴呆患者。

(3)**太白鸭子**:新鲜老肥鸭 1400 克,猪瘦肉 75 克,桂圆肉 20 克,枸杞子 25 克,鸡蛋 1 个,黄酒 50 毫升,鲜汤 1000 毫升,面粉、味精、姜、葱、精盐等适量。将肥鸭洗净,入开水内煮至断生,捞出后放蒸盆内,加姜块、葱节、枸杞子、桂圆肉、黄酒、胡椒粉、鲜汤及精盐,用绵纸封住盆口,用大火蒸至熟透。另用面粉、冷开水和面,反复揉匀后分成 20 个面团,擀成饺子皮。将猪肉剁成茸,鸡蛋打匀,加入精盐、味精各 5 克,和清水拌制成馅,包成 20 个饺子,煮熟。揭去湿绵纸,拣出姜、葱,加入味精,将水饺围于鸭子四周即成。佐餐食用。其具有滋补肝肾、健脑益智的功效,适用于肝肾不足、髓海空虚型血管性痴呆患者。

(4)**砂锅天麻鱼头**:鲜鱼头 800 克,水发玉兰片、水发香菇、熟火腿各50 克,天麻 15 克,熟鸡肉 150 克,肉汤 2000 毫升,熟猪油 1000 毫升,姜片、葱节、精盐、味精、胡椒粉、黄酒、酱油各少许。洗净鱼头,除去腮,去牙拔骨,戳破睛珠,从脑枯骨对剖开,但不要切断。将玉兰片、香菇、火腿、鸡肉分别切成长 3 厘米、宽 2 厘米的片。将天麻用川芎、茯苓等药物的汤汁浸泡 1 天后,放入米饭内蒸透,切成薄片,放入纱布袋中,封口。再将炒锅置于大火上,下油烧至八成热,投入鱼头稍炸,待皮收紧时起锅。去炸油,留余油 50 克,烧至六成热,加姜、葱略炒,掺入肉汤,烧开后倒入锅内,投入鱼头、药袋、配料,加盖,用中火烧 1 小时,去药包,加入味精即可。佐餐食用。其具有滋补肝肾、健脑益智的功效,适用于肝肾不足、髓海空虚型血管性痴呆患者。

(5)清蒸虫草白花鸽:白花鸽 2 只(约重 250 克),冬虫夏草 3 克,水发香菇、笋片、火腿片各 15 克,调料适量。将鸽子去除毛及内脏,洗净,用开水烫后取出,放在汤碗内,加入冬虫夏草、香菇、笋片及黄酒、味精、盐、清汤,把火腿片铺在鸽子上,小火蒸两小时即成。早、晚分食。其具有滋补肝肾、补精充髓、益气养血的功效,适用于肝肾不足、髓海空虚型血管性痴呆患者。

(6)鲜莲子鸡丁:鸡脯肉、鲜莲子各 250 克,玉兰片、水发香菇各 15 克,熟火腿 10 克,鸡蛋 2 个,清汤、熟猪油各 100 毫升,鸡油、黄酒各 10 毫升,调料适量。将鸡脯切丁,用蛋清和少许湿淀粉拌匀浆发。把香菇、玉兰片、火腿切成菱形小块,将莲子用热水泡后去皮、心。将鸡丁用热油滑至七成熟,滗去油,放入香菇、玉兰片、火腿等配料,加黄酒、精盐勾芡,淋上鸡油,倒入莲子翻炒两下,加入味精调味。佐餐食用。其具有补益心脾、滋养肝肾、补脑抗衰的功效,适用于气血不足、心脾两虚型血管性痴呆患者。

## 14 适合于血管性痴呆患者的汤羹有哪些

(1)益精养神灵芝汤:灵芝 30 克,活母鸡 1 只(约重 2000 克)。将母鸡放血,去毛,剖洗干净。将灵芝洗净,切成薄片,装入鸡腹内。再将鸡放入砂锅内,加入黄酒、葱、姜、精盐、胡椒粉等调料适量,浸渍 1 小时后加水适量,大火烧沸后改小火煨炖,直至鸡肉酥烂。当汤佐餐,饮汤食肉。其具有补益肝肾、益精健脑、养神益智的功效,适用于肝肾不足、髓海空虚型血管性痴呆患者。

(2)豆麦莲子汤:浮小麦 30 克,莲子 8 个,黑豆 30 克,黑枣 8 个,冰糖适量。先煮黑豆、小麦,取汁去渣,用汁再煮莲子、黑枣至熟,加入冰糖少许。每日 1 次,连续服用 1～3 个月。其具有滋补肝肾、健脑益智的功效,适用于肝肾不足、髓海空虚型血管性痴呆患者。

(3)何首乌鲤鱼汤:制何首乌 10 克,活鲤鱼 1 条(约重 250 克),味精、花椒粉各适量。将何首乌加水 2 杯,用小火煮 1 小时,待煮成半量时,用布滤过,留汁备用。将鲤鱼去胆囊,洗净,不去鳞,保留鱼卵及内脏,切下头,将头切成两半,将鱼身切 4 段。锅内加水适量,煮开,放入鲤鱼,用弱火煮 2 小时,这时鱼鳞、骨都软了,将何首乌汁全部加入,稍煮后离火,加入花椒、味精、精盐即成。佐餐食用。其具有滋补肝肾、益脑健脾的功效,适用于肝肾不足、髓海空虚型血管性痴呆患者。

(4)核桃益智山药汤:核桃肉 15 克,益智仁 15 克,山药 20 克。将以上三味同入锅中,加水适量,用中火煎煮 30 分钟,去渣取汁即成。上、下午分食。其具有滋补肝肾、健脑益智的功效,适用于肝肾不足、髓海空虚型血管性痴呆患者。

(5)桂圆肉大枣汤:桂圆 10 个,大枣 12 个。将桂圆去壳,与洗净的大枣同入锅中,加水适量,大火煮沸,改小火炖 30 分钟即成。上、下午分食。其具有补气养血的功效,适用于气血两虚型血管性痴呆患者。

(6)绞股蓝大枣汤:绞股蓝 20 克,大枣 12 枚。将绞股蓝、大枣洗净,同放锅中,加水适量,小火煮至大枣熟烂即成。上、下午分服。其具有双补气血、健脑益智的功效,适用于气血两虚型血管性痴呆患者。

(7)灵芝银耳羹:灵芝 10 克,银耳 12 克,芝麻粉 15 克。将银耳用温水泡发后置锅内,加水适量,放入洗净的灵芝,小火炖 2～3 小时至银耳汤稠,捞出灵芝,调入芝麻粉,即可服用。上、下午分食。其具有滋补肝肾、安神益阴、健脑益智的功效,适用于肝肾不足、髓海空虚型血管性痴呆患者。

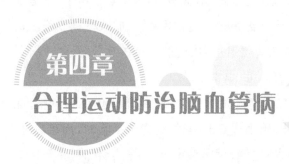

第四章
合理运动防治脑血管病

## 1 为什么脑血管病患者康复训练很重要

在脑血管病患者住院期间就开始进行自主进食、如厕、洗澡等早期康复训练,对患者日常行为能力的恢复非常重要。

(1)应保持良好的肢体位置。总的来讲,患者病后采取患肢在上的卧位更有利于预防肢体痉挛,不宜长时间仰卧。

(2)应在护理人员的帮助下向不同方向活动关节,幅度由小到大,逐步增加。每次活动各关节3~5下,每日活动2或3次。活动时应注意动作轻柔,不要使关节受损。

(3)一旦患者神志清醒,就应逐步进行自主运动,其目的是通过运动来恢复肌力、增加关节的活动范围、改善肢体和肌肉的协调性。在这一时期,患者应在专业人员指导下进行坐位平衡、床上动作、移动等训练。如条件许可,则应在发病后2~3周开始站立行走训练,首先练双腿站,再练单腿站,然后练原地踏步,最后练行走。

总之,康复训练对于脑血管病患者非常重要,但应该循序渐进,不可操之过急,更不能中断,最好有专业人员指导。

## ② 脑血管病患者何时进行康复锻炼最好

脑血管病患者度过危险期后,就进入了康复锻炼阶段。这时,患者主要是进行一定方式的运动锻炼,促进瘫痪肢体功能恢复,防止瘫痪肢体挛缩,增进身体健康,预防并发症的发生,并使患者以积极的态度对待疾病,改善患者的精神状态。康复锻炼主要采用的方式有按摩、有别人帮助的被动运动和患者自己参与的主动运动。

虽然,医务人员提倡康复锻炼越早越好,但是患者和家属往往还是对早期锻炼顾虑重重,特别是脑出血患者,更是担心早期活动会引起再出血。其实,康复锻炼引起再出血的概率很小。医务人员总结出,脑出血患者进行康复锻炼,只要血压平稳,动作不猛,就不会引起再出血,而康复锻炼开始太晚会失去预防后遗症和并发症的时机。

还有人认为,脑血管病患者的康复锻炼在半年以后就没有意义了,再锻炼患者的身体功能也不会有更多的恢复,这种想法是错误的。很多患者在患脑血管病 1 年后,经过锻炼,身体功能仍有改善,而且不坚持进行锻炼,已经恢复的功能往往会减退。

一些有高血压病、冠心病等其他脏器病变的患者担心康复锻炼会引起血压波动和心脏病发作。其实,脑血管病的康复锻炼是循序渐进的,只要避免过度劳累和过度用力,一般不会有这些情况发生。

因此,我们提倡脑血管病患者一旦病情稳定,就可以进行康复锻炼,以早日获得康复。

## ③ 脑血管病患者如何进行早期功能锻炼

早期功能锻炼包括了上肢、下肢、头颈、躯干各部分的运动,现介绍 5 个简单、实用的动作。虽然动作不多,但坚持做下来,对比不活动者,结果将会有很大的不同。

（1）活动颈部：患者取仰卧位，头部向后顶枕头，努力将颈肩部抬离床面。这样可增加颈部的力量，为日后进行坐位训练打下基础。

（2）活动肩关节：患者取仰卧位，双手指交叉（注意将患侧手的拇指放在外面），用健侧上肢带动患侧上肢，上举过头，肘关节尽量保持伸直位。这样可保持肩关节的正常活动范围。

（3）活动腰部：患者取仰卧位，双手指交叉，用健侧上肢带动患侧上肢，向两侧触碰病床的护栏。这样可训练患者腰部的旋转能力，增加腰部力量。

（4）活动髋关节：患者上身保持仰卧位，双下肢屈曲，由家属辅助，将双下肢并拢，分别向左、右两侧倾斜。这样可保持髋关节的正常活动度，锻炼腹肌及腰背肌力量。

（5）活动臀部：家属帮助患者弯曲双腿，双脚踩在床上，努力将臀部抬离床面，这样可锻炼患者的腰背肌力量。在锻炼的过程中，患者要保持正常呼吸，不要用力憋气，以防止血压升高。做上肢运动时，应保持双上肢伸直。对卧床期的患者来说，不要求将双腿抬得太高，臀部稍离开床面即可。

## 4 防治脑血管病有哪些"小动作"

（1）木梳梳足底：用木梳梳足底对脑血管病患者恢复健康很有帮助。足部有很多神经末梢，用木梳反复梳足底，可以很好地刺激全身的神经，有助于脑血管病患者的康复。专家建议，家属在用木梳反复梳患者足底的同时，还应与患者说说话，用声音来刺激患者的大脑，以达到事半功倍的效果。

（2）耸耸肩膀：每天早晨醒来后，先做 5 分钟左右的耸肩运动，这样能使肩部的神经、肌肉得到放松，改善血管的痉挛情况，活血通络，为颈动脉血液流入大脑提供推动力，迫使流动迟缓的血液加速流向大脑，从而降低脑血管供血不足和局部发生梗死的风险。

（3）热水擦颈：利用每天早、晚洗脸的机会，用 50 ℃左右的热水擦洗耳部并热敷颈部四周,直到皮肤发红、发热为止。如此可促进颈部血管平滑肌松弛,改善血管的营养供应,减少胆固醇沉积,减轻颈动脉硬化的程度,恢复颈动脉壁的弹性,从而有利于减少脑血管病发生的概率。

 **偏瘫患者练走路有什么小窍门**

脑血管病偏瘫患者练习走路时利用足托和护膝的帮助,能更安全有效地进行康复治疗。

(1)屈膝训练:刚开始学走路的脑血管病患者容易出现异常步态,如甩腿、划圈步、足内翻等,主要原因是膝关节不能打弯。因此,做康复训练时,患者屈膝动作的训练很重要。训练方法:坐在一张稍高些的椅子上,两腿悬空,前后甩动患腿;当小腿向后甩至最高位置时,尽量保持悬空,然后再向前甩;等小腿能持续悬空1~2分钟时,再做患脚踩地、膝盖向后屈伸的练习。如果膝盖向后屈伸能超过90°,则训练成绩就可打满分了。

(2)戴足托,防止足下垂:若膝盖可以打弯,就具备了走路的条件,可以配个足托上路了。足托是踝关节的保护装置,可以穿在鞋里面,外面看不出来,其主要作用是防止足下垂和足内翻。

(3)戴护膝,防止膝过伸:脑血管病患者偏瘫后开始走路,很多人会出现膝过伸现象,表现为患腿缺少屈膝动作,膝盖伸得过直。膝过伸时间久了,会引起膝关节过度磨损,导致畸形。纠正方法:走路时,患腿脚跟先落地,然后有意识地先屈一下膝盖,再抬脚往前走。不过最简单的办法是在患腿上戴个护膝,护膝最好是棉制的,厚些,就可以解决问题了。

 **脑血管病后遗症患者如何进行康复锻炼**

当脑血管病后遗症患者自己无法运动瘫痪肢体时,可由家属帮助或患者用健侧肢体来进行,其目的是促进血液循环,保持关节和软组织的最大活动范围。对每个关节都要进行最大范围的活动,对膝关节、手指关节来说,它们只有屈、伸两个活动范围,就只宜做屈、伸活动;对肩关节来说,它的活动几乎包括前、后、上、下、内、外各方向,在活动时就必须达到这个范围。一般每天进行 1 或 2 次,每个关节大约活动5 分钟。

具体的锻炼方法如下。

(1) **肌力训练**:根据瘫痪肌的肌力与全身情况选择训练的方式、方法。

对于瘫痪重的肢体,肌力在 2 级以下者(肢体不能抬离床面),可做被动运动锻炼肌力。由家属给瘫痪肢体的各个关节做被动运动,先做近端肢体的被动运动,再做远端肢体的被动运动,每次每个关节做 5 或 6 遍,每日 4 次,以后逐渐增加活动幅度和重复次数。患者自己也可以用健侧肢体带动患肢活动。

当患肢已有部分功能恢复时,应多做主动运动来锻炼肌力。开始时可以做助力运动,即借助器械的重量,加大运动的惯性,以帮助恢复肌力。例如,在床头上方悬挂滑轮,两手抓住通过滑轮的吊环,用健手向下拉,患手就会被动上举。

当肌力恢复至 3 级以上(能克服地心引力)时,可做徒手体操、功能锻炼,一般每天进行 1 或 2 次。

当肌力恢复到 4 级以上时,可做抗阻运动,也就是负重运动,即通过增加一定阻力来做主动运动。有条件者可到体疗室,借助一些设备(如肩梯、助步器、下肢功能下摆器、坐式脚踏器等)进行关节和肌力的训练。在家中以肢体功能锻炼为主,可做步行等日常生活功能训练。

(2) **偏瘫者健侧代偿性康复**:具体方法如下。

帮助患侧肢体进行康复锻炼。可针对患者患侧肢体的运动障碍,利用神经生理学现象来诱发患者的随意运动。例如,为了使患侧手指做屈指动作,可让患者用健侧手指尽力握拳。为了使患侧下肢活动,可让患者仰卧,健侧下肢的髋关节外展或内收并加外力给予抵抗。为锻炼患侧肢体活动,可让患者用健手握住患侧肢体,带动患肢做各种运动。

　　健侧代偿性康复。有不少患者因病情过重或者错过治疗时机,得不到正规治疗而致患侧功能明显减弱或丧失。在这种情况下,只好用健侧代偿。

　　偏瘫后患者日常生活动作的恢复程度,除与病情的轻重有关外,很大部分取决于患者锻炼的主观能动性。在相同情况的患者中,积极练习者恢复得较快,故康复锻炼应持之以恒,以取得较为满意的结果。

 **脑血管病后遗症患者如何做康复操**

　　(1)坐在椅上,双足分开,与肩同宽,双手握拳,放在大腿上。头部慢慢地向左侧、右侧各转 5～10 次。接着头部向上、向下各活动 5～10 次。

　　(2)双手握拳,向前平伸,上半身慢慢向前倾斜,双拳尽可能接触地面,接着上半身复原,双拳上举,上半身向后仰,反复操作 5～10 次。然后上半身向右转动,再向左转动,共 5～10 次。

　　(3)双手和背部向前伸展,上半身稍微向前移动,准备站起,然后复原,反复练习 5～10 次。

　　(4)臀部离开椅子,站起,但双腿仍保持弯曲的姿势,反复练习 5～10 次。

　　(5)平卧,双手交叉,放在腹部,双腿弯曲,慢慢抬高臀部,复原,反复练习 5～10 次。

 **脑血管病后遗症患者如何做拍打操**

　　患者用自己的手掌或拳拍打全身。拍打后,患者会感到全身轻松、动作敏捷、头脑清晰、精神愉快。拍打操有助于强筋壮骨、锻炼肌肉、活动关节,并有促进血液循环、增强内脏功能和代谢功能的积极作用,适用于脑血管病后遗症患者。

（1）拍打头部：用左手掌拍打头部左侧，用右手掌拍打头部右侧，再从前额拍打至后脑部，来回各拍打 50 下。

（2）拍打两上肢：用右手掌拍打左上肢的四面，自上而下，前、后、左、右每面各拍打 25 下，再换左手拍打右上肢，动作相同。

（3）拍打双肩：用右手掌拍打左肩，再用左手掌拍打右肩，交替拍打各 100 下。

（4）拍打背部：用右手掌拍打左侧背部，再用左手掌拍打右侧背部，左、右各 100 下。

（5）拍打胸部：先用右手掌拍打左侧胸部，再用左手掌拍打右侧胸部，自上往下拍打，再自下往上拍打，左、右各 100 下。

## 9 晃头耸肩能预防脑血管病吗

双肩上提，缓慢放松，一提一松，反复进行，做 5 分钟左右。这个看起来很简单的运动，对脑血管病患者来说，却是预防脑血管病发作的有力武器。这是因为，颈动脉中的血液是脑血流的主要来源，若血流速度快，流量大，就能避免发生脑血管供血不足和梗死的危险，而耸肩的动作正是通过肩部的运动带动颈部的血液循环。同时，每天做 3 次摇头晃脑的动作，即不停地上下点头，左旋右转脖颈，每次 5 分钟左右，这种轻柔的颈部运动，可增强头部血管的抵抗力，减少胆固醇沉积于颈动脉的概率，从而减少脑血管病、高血压病、颈椎病等疾病的发病率。

## 10 多做健脑操能预防脑血管病吗

健脑操中的许多动作，能增加脑部的供血量，减轻脑血管的压力，从而可降低脑血管病的患病概率。

（1）双掌擦头：双手十指交叉，置于后颈部，来回摩擦 100 次。

（2）**左右转头**：头先向左转动、后向右转动，幅度不宜过大，以自觉酸胀为度，反复做 30 次。

（3）**前后点头**：头前俯时颈部尽量前伸，反复做 30 次。

（4）**旋肩舒颈**：双手放在两侧肩部，掌心向下，两肩先由后向前旋转 20 次，再由前向后旋转 20 次。

（5）**颈项争力**：取站立姿势，两手紧贴大腿两侧，下肢不动。头转向左侧时，上身旋向右侧；头转向右侧时，上身旋向左侧，共做 10 次。

（6）**摇头晃脑**：头按顺时针、逆时针方向各旋转 5 次。

（7）**头手相抗**：双手交叉，紧贴后颈部，用力向前顶头颈，头颈则向后用力相抗 5 次。

（8）**翘首望月**：身体不动，头用力左旋并尽量后仰，上看左上方 5 秒钟，复原后，再换方向做。

# 第五章
# 心理调适防治脑血管病

## 1 脑血管病患者常见的心理反应有哪些

(1)**发病初期**:患者心理不能接受患者角色。①病情较轻的患者常会紧张、焦虑、担心病情加重,从而导致血压升高、失眠。②有的患者迫切希望获得医务人员的尊重、关心及家属的照顾,以自己为中心。③病情较重的患者如伴有失语、偏瘫、偏盲,常会恐惧、愤怒,产生怨恨心理。失语的患者可能更加明显,患者无法与人正常交流,常会愤怒。④患者对自己所患疾病不了解,无法接受突然瘫痪、失语,担心病情恶化甚至死亡。⑤有时患者会出现一些精神症状,如谵妄、思维混乱、妄想等。

(2)**病程中期**:①患者逐渐接受患者角色,知道自己度过了生命危险期,进入治疗阶段后,能积极主动地配合治疗;②由于患者急于求成或对该病的预后期望过高,可能会失去信心,表现出抑郁、烦躁,治疗效果不佳时会责怪医护人员治疗、护理不精心及家属不关心自己等,造成人际关系紧张。

(3)**康复阶段**:①患者逐渐适应自己的疾病状态,对疾病有了客观的认识;②但有的患者仍以自己为中心,易激怒、愤怒,常抱怨,过度依赖他人,这些行为反应,都会阻碍该病的恢复,影响患者及家人的生活质量;③后遗症期的患者,部分生活自理能力丧失,需要家人照顾,给家人带来负担,因此会产生巨大的心理压力,觉得对不起家人、自罪自责、抑郁,有些人甚至会产生轻生的想法。

 **脑血管病患者的心理康复措施有哪些**

（1）营造一种舒适的休养环境和亲情氛围,创造一个积极乐观的家庭环境。

（2）提供有关疾病治疗及预后的有用信息。鼓励患者正确对待疾病,消除忧郁、恐惧心理或悲观情绪,摆脱对他人的依赖心理。

（3）及时回应患者的要求,讨论康复训练计划,并按计划实施。

（4）关心、尊重患者,多与患者交谈,鼓励患者表达自己的感受。

（5）避免刺激和伤害患者自尊的言行,尤其在喂饭、帮助患者洗漱和处理大小便时,不要流露出厌烦情绪。

（6）正确对待康复训练过程中患者出现的诸如注意力不集中、缺乏主动性、情绪难以自制等现象,鼓励患者克服困难,增强自我照顾能力与自信心。

（7）适当扩大患者的生活圈,鼓励其在恢复期多出门与他人交往,培养患者乐观的情绪,使其保持平和、积极的心境,以利于患者的心理健康。

 **如何对脑血管病偏瘫患者做好心理护理**

脑血管病偏瘫患者最关心的问题,莫过于瘫痪的肢体能否健康,他们可以整天为此焦虑不安。情绪过度紧张,日子一长,茶不思,饭不想,就会造成营养状况低下、身体的免疫能力下降,并发症也就与日俱增了。有的患者因肢体瘫痪,生活不能自理,往往苦闷、自卑,整天抑郁、忧愁。年轻人肢体瘫痪后担心婚姻破裂,老年人肢体瘫痪后担心"久病无孝子",悲观、暗自伤感。有的患者因经过一段时间治疗后效果不理想,感到急躁和烦恼,常为一点小事而发火。也有些患者,只要家属在场,事事依赖,本来自己可以料理的事,也让别人去做。

(1)对脑血管病患者进行心理护理十分重要。在进行心理护理的过程中,要帮助患者学会主动进行心理调节和自我控制,正确对待疾病,树立战胜疾病的信心,让他们保持愉快、乐观的情绪,消除恐惧、悲观,摆脱杂念,积极配合医生治疗,坚持主动锻炼和被动锻炼。

(2)在进行心理护理的过程中,最好给患者创造一个安静、舒适的环境,这样有利于增进患者的身心健康,让患者保持良好的心理状态和情绪稳定,进而增强心理护理的效果。

(3)家庭所有成员都应积极关心、体贴、尊重和谅解患者,使患者感受到家庭的温暖和照顾,绝不能在患者面前表现出烦躁、嫌弃的态度或随意训斥患者,也不可装聋作哑,不理睬患者。对患者的合理需要,要尽量设法满足。

(4)脑血管病患者的心理障碍往往从认知障碍开始,进一步可引起智力障碍和情感障碍。因此,不能单独依靠使用药物来恢复患者脑神经的功能。更重要的是,要根据患者不同的文化程度,从简到繁,指导患者去进行分析、归纳、判断、推理,帮助其重新认识周围事物。

(5)只要病情许可,还应鼓励患者下床活动,适当进行锻炼,在日常生活中尽量做到自理,并进行一些力所能及的家务、学习、娱乐及社交活动,逐渐恢复对社会的适应,这对患者的心理健康会有积极的影响。

## 4 如何对脑梗死患者进行心理护理

脑梗死是脑血管病患者的常见病、多发病。此病致残率高,以老年人多发。因老年人组织、器官的生理功能衰退,故康复也慢,严重者会发展成为不可逆性的病理状态。因为疾病所致的肢体瘫痪、语言障碍、口角㖞斜等身体改变,很大程度上会导致患者出现心理障碍,而恶劣的心态又可使机体调节功能减弱和抵抗能力下降,所以说临床上积极纠正患者的心理障碍对促进机体的康复有着重要意义,而对患者实施有效的心理护理则是一件不可缺少的工作。

心理护理的目的是让患者对疾病有一个正确的认识,以及抱有正确的态度,同时激发其改变情绪和进行积极的自我治疗。

(1)在发病初期,围绕着疾病的性质是什么、此病能不能治好、如何对待已出现的症状等进行多次讲解,让患者脑中有一个概念,解除由疾病伴随而来的不愉快情绪和各种顾虑,积极配合医护人员治疗。

(2)在恢复期,心理护理的工作则是围绕病因和疗效的巩固而进行,此时给患者指出,脑动脉硬化症是本病的根本原因,预防比治疗更有积极意义,希望患者今后习惯于低脂肪饮食,忌食含胆固醇丰富的食物,如动物内脏、蛋黄、动物脂肪等,还应积极治疗易引起本病的高血压、糖尿病等,同时应加强患者的社会责任感,使其用顽强的斗志与疾病进行抗争。

(3)护理人员要细心观察患者的思想反应,询问有何要求或有何想法,掌握好思想动态,及时发现并报告医生,及时疏导,使患者自始至终保持良好的情绪。

(4)待患者正确认识疾病后,鼓励患者树立信心,乐观面对现实。可根据患者不同的文化水平、不同职业,用不同言词提不同的要求,目的是激发患者的社会责任感,调动其积极情绪,使其配合医护人员实施康复训练。

脑血管病患者宜训练自己的日常生活技能,如练发音,穿、脱衣服,扣纽扣,洗脸,刷牙,自己吃饭,使用便器等,同时做一些力所能及的活动,树立长期康复训练的信心,培养对生活的适应能力。

## ⬡5 为什么患脑卒中后不能忽视情感障碍治疗

由于医学诊断和治疗技术的进步,对脑血管病患者抢救的成功率不断提高。虽然许多病情较重的患者被救治成功,但是留下了程度不等的残疾。在治疗的初期,很多脑卒中患者伴有的偏瘫、失语、吞咽困难和肩手综合征等后遗症都能得到应有重视,但脑卒中患者的情感障碍问题则容易被患者家属及医务人员忽视。

据报道,20%~65%的脑血管病患者同时伴有情感障碍,情感障碍与脑血管病有着密切关系,因此情感障碍治疗应该是脑血管病治疗的重要组成部分。情感障碍会明显影响脑血管病患者的康复及社会功能的恢复,尤其在患病后的两年之内,情感障碍的发病率更高。

随着生物医学模式向生物 – 心理 – 社会医学模式的转变,脑血管病作为一种心身疾病,既需要体能上的康复,又需要心理方面的干预,及时正确地处理脑血管病患者的心理问题是康复的重要环节。因此,在应用药物治疗的同时,要积极进行心理疏导,通过教育、暗示、心理分析、音乐、运动、放松、静默等多种心理治疗方法,使患者树立康复信心,解除心理障碍,以尽早接受专业康复治疗。

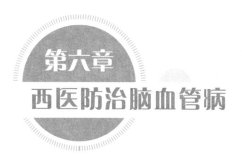

# 第六章 西医防治脑血管病

## 1 什么是脑血管病的血管介入治疗

脑血管病是一种致残率和死亡率都比较高的常见病，一旦发生了急性脑血管病，单纯的内科治疗就很难有理想的效果。近二十多年来，随着介入放射治疗技术的发展，血管内治疗已成为治疗脑血管病的一个重要手段，它具有微创和恢复快的优点，已越来越多地被临床采用。

（1）选择脑动脉接触性溶栓治疗：溶栓治疗是目前临床早期以获得性再灌注来抢救濒死缺血脑组织的有效方法，局部动脉内溶栓有较高的再通率和较少的并发症。急性脑血栓形成后，动脉内溶栓治疗的关键在于选择适应证和掌握溶栓治疗的时机，应力争在急性脑血栓形成后6小时内开展溶栓治疗，在此期限内病变局限于被栓塞的血管内，脑水肿还未形成，病变是可逆的，此时溶栓治疗并发症少，溶栓治疗血管的再通率可达50% ～90%。

（2）经皮穿刺脑血管成形术（PTA）：PTA是把特制的球囊扩张微导管插到颅内血管狭窄或痉挛部位，向导管内注入低浓度造影剂，使球囊膨胀，以重新扩张血管或解除痉挛，保证脑供血，减少血栓形成。PTA主要适用于颈总动脉、颈内动脉或椎动脉颅外段动脉硬化性狭窄大于70%并有短暂缺血性发作的患者,颈部外科手术后再狭窄出现缺血性症状的患者,对内科治疗无反应、不适合做动脉内膜切除等外科手术的患者。

血管内介入放射治疗技术的不断发展,为急性缺血性脑血管病提供了新的治疗机会。对急性脑血管病合并血管管腔狭窄的患者,将局部动脉内溶栓治疗和 PTA 结合应用,并在狭窄处放置支架,可使血管完全再通的概率增高,同时能较好地防止血管再狭窄。

## ② 如何识别脑血管病患者

脑血管病可分为脑出血和脑血栓形成两种。

脑出血多发生在情绪激动、过量饮酒、过度劳累后,因血压突然升高导致脑血管破裂。脑出血多发生在白天活动时,发病前少数人有头晕、头痛、鼻出血和眼结膜出血等先兆症状,血压较高。患者突然昏倒后,迅即出现昏迷、面色潮红和两眼向出血侧凝视,出血对侧肢体瘫痪、握拳,牙关紧闭,鼾声大作,或面色苍白、手撒口张、大小便失禁。有时可发生呕吐,呕吐物为咖啡色,严重的可伴有胃出血。

脑血栓形成通常发生在睡眠后或安静状态下。发病前,可有短暂脑缺血表现,如头晕、头痛、突然不会讲话,但不久又恢复,以及肢体发麻和感觉沉重等。患者往往在早晨起床时突然觉得半身不听使唤,神志多数清醒,脉搏和呼吸明显改变,逐渐发展成偏瘫、单瘫、失语和偏盲。

发生脑血管病时,必须保证患者绝对安静卧床(若为脑出血,则将患者头部垫高),松开领扣,头转向一侧,防止口腔分泌物流入气管,以保持呼吸道通畅,同时联系急救中心救治。在运送过程中要避免强行搬动患者,尤其要注意对患者头部的固定,否则有可能会导致病情加重和抢救失败。

**为何脑血管病治疗不应错过"时间窗"**

"时间窗"这一概念是在20世纪90年代提出来的,与缺血性脑血管病的预后息息相关。研究表明,大多数缺血性脑血管病的起始阶段发生在大脑中动脉。在以大脑中动脉血栓形成为核心的病变中,往往可构成缺血中心区、可逆性缺血损伤区和缺血半暗区三个区域。各个区域的缺血程度、组织损伤程度不同。一般来说,缺血中心区范围小,但组织损伤极为严重,缺血发生不到1小时就会发展成为不可逆性脑损伤,而使区域内的神经组织发生坏死。在缺血中心区周边有一个较大的可逆性缺血损伤区。这一区域的脑组织细胞虽有不同程度的变性及出现相应的神经缺血症状,但组织中仍有少量供血,故发展缓慢。若能在3～6小时恢复供血,则这种可逆性缺血损伤区就能转变为亚临床的缺血暗区,进而可使脑组织细胞变性减轻或消退,避免发生坏死。反之,若这一区域持续缺血超过6小时或更长时间,则可逆性损伤就会进展为不可逆性损伤,并致区域内脑组织细胞严重变性或坏死,从而扩大梗死灶,使神经损伤程度更加严重,患者预后变差。

因此,对于缺血性脑血管病的治疗,必须重视"时间窗",即从发病时起,力争在3～6小时的"时间窗"内给予溶栓治疗,以尽可能地促使脑动脉内的血栓溶解或变小,增加对梗死区的供血,使缺血中心区减小或不再扩大,同时使潜在的可逆性缺血区逐渐转变为缺血半暗区,努力达到减轻损伤、促进神经功能恢复及减轻日后残疾程度的目的,积极争取最佳的预后效果。

 **如何治疗急性脑血管病**

急性脑血管病的治疗原则如下。

(1)**安静卧床**:切忌随意搬动患者,有条件的应就近治疗。

(2)**保持呼吸道通畅**:若出现发绀、呼吸困难、呼吸道分泌物过多,则应及时输氧,充分吸痰,甚至行气管插管、气管切开。

(3)加强护理,严密观察病情:应定期为患者翻身、拍背、吸痰、清洁口腔和皮肤,以防止发生压疮、肺部感染、泌尿系感染等。蛛网膜下腔出血和心源性脑栓塞者应保持安静卧床4~6周,以防止复发。

(4)保证营养和水、电解质平衡:保证每天摄入足够的水分和营养物质,定期检查血液电解质。

(5)药物治疗:具体如下。①对缺血性脑卒中患者(除严重者外),一般给予血管扩张药和抗血小板聚集药物,如罂粟碱、烟酸、川芎嗪、丹参、低分子右旋糖酐等。对进行性加重者,可用抗凝药物,如低分子肝素、双香豆素等,但必须在有条件查凝血酶原活动度及严密监护的条件下使用。大面积梗死早期可应用脱水药。②对出血性卒中早期患者应给予脱水药,如甘露醇、山梨醇、呋塞米等,但应严防电解质紊乱。对无消化道出血或其他出血倾向者,可加用皮质类固醇治疗,以利于脱水及防止甘露醇等脱水药的反跳作用。对发生肺部感染或泌尿系感染者,应加用抗生素。对发生消化道出血者,应及时用止血药,并做相应处理。血压过高则应适当降压,但切忌降得太快、太低,一般以血压不低于120/80毫米汞柱为宜。

(6)手术治疗:脑出血者若血肿局限、年龄适合、无严重并发症,则可行血肿清除术或减压术。小脑出血早期应用手术治疗效果尤佳。对蛛网膜下腔出血者及经脑动脉造影证实有颅内动脉瘤或动静脉畸形者,也可行手术治疗。对继发交通性脑积水者,可做脑室分流术。

## 5 急性出血性脑血管病如何进行药物治疗

(1)降低颅内压:是治疗急性出血性脑血管病的关键,目的在于减轻脑水肿,防止脑疝形成。目前最常用的是高渗脱水剂、利尿剂及肾上腺皮质激素等。高渗脱水剂以20%甘露醇较常用,通常以250毫升快速静脉滴注或推注,输入15~30分钟后颅内压开始下降,2小时后达最低水平,维持4~6小时,反跳现象较轻。利尿剂以呋塞米或依他尼酸等较常用,特别是伴有心力衰竭时效果较好,副作用是易引起电解质紊乱。肾上腺皮质激素有抗脑水肿的作用,目前多用地塞米松 10 ~ 40 毫克加 20% 甘露醇 250 毫升静脉滴注,连用 3 次,可以减少感染等并发症,效果良好。

(2)调整血压:脑出血患者多伴有高血压病,适当调整血压,可使血小板聚集在出血部位而止血。但应该注意的是,血压不宜降得太快,否则会使本来已受损而有限的血管调节作用不能发挥。血压降得太低,会使病灶区的血液供应更趋减少,进而可使病情恶化。血压一般应降到比患脑血管病前稍高的水平,使收缩压维持在 150 ~ 160 毫米汞柱,舒张压维持在 98 毫米汞柱左右。对药物的选择也应注意,一些药物在降压的同时,会使颅内血管扩张,从而加重颅内压,甚至诱发脑疝,如硝苯地平、氯丙嗪等就可引起这种情况。

(3)止血和防止再出血:一般认为,止血药对脑出血无效,但对蛛网膜下腔出血有一定帮助,特别是随着对血液流变学的深入研究,人们注意到脑出血急性期会发生纤溶系统亢进,故主张早期用止血药 5 ~ 7 天为宜,常用 6 - 氨基己酸 6 ~ 12 毫克静脉滴注,每日 1 次,或氨甲苯酸 400 ~ 600 毫克静脉滴注,每日 1 次。当患者合并上消化道出血时,可加用云南白药、西咪替丁等药物。

(4)维持营养,防止水、电解质紊乱:患者因呕吐、昏迷而不能进食,或因用脱水剂而使液体大量丢失,极易引起水、电解质失衡。对因意识不清而不能进食者,应通过鼻饲进食,每日补液 1500 ~ 2000 毫升,补钠 5 克,补钾 2 ~ 3 克。对出血多者,可适当增加补液量,体温每升高 1 ℃,每千克体重可增加补液量 5 毫升。

(5)预防和治疗并发症:在高血压性脑出血者中,单纯死于出血者仅占 4% 左右,绝大多数死于并发症。因此,提高对并发症的认识,并进行积极有效的治疗,也是提高治愈率、降低病死率的关键。脑出血最常见的并发症是脑疝、消化道出血、肺部感染和脑心综合征等,在治疗中应严密观察,一旦出现并发症,应及时进行有效的治疗。

## 6 脑出血患者不宜应用止血药的理由是什么

（1）脑出血急性期：该期治疗一般不用止血剂，临床上认为使用止血剂无效，还有可能加重病情，因为：①脑出血患者多有高血压，若自服止血剂，则可使血液处于高凝状态，诱发缺血性脑血管病，使病情加重；②脑出血后血管破裂，可激活机体的凝血系统，促使凝血，修复血管，加之出血使血管周围压力增高，有压迫止血的作用。但是，若伴有上消化道出血、凝血障碍或出血倾向，则可以用止血药。因此，脑出血急性期患者需到医院治疗，不应自行服用止血药。

（2）脑出血恢复期：该期病情稳定，已不再出血，且脑部出血已逐渐被吸收，治疗主要是康复训练及控制病因，可使用改善脑细胞代谢及促进脑血液循环的药物，适当使用扩张血管、活血化瘀的药物，而不使用止血药。

## 7 如何治疗重症脑出血

（1）控制高血压：降血压是治疗重症脑出血的首要措施。已知原高血压水平的，一般降至略高于平时的水平，如不清楚平时血压情况，则降压幅度不应大于20%，最高不大于25%，或降至（140～160）/（90～100）毫米汞柱。血压急骤下降显然不利于脑血液循环的自动调节，甚至会加重脑缺血，使短暂性脑缺血发作的频率增加，因此应缓慢地降低血压，不宜过猛。如收缩压在200毫米汞柱以上时，则可使用25%硫酸镁10毫升肌内注射。

（2）控制脑水肿，降低颅内压：脑水肿一般在脑出血后48小时达高峰，危重时可引起脑疝，危及生命，因此此时的治疗非常重要。20%甘露醇125毫升静脉滴注，每4～6小时一次，可与呋塞米40毫克静脉推注交替使用。输入后4小时内如尿量少于250毫升，则要慎用或停用，同时检查肾脏情况。

（3）止血药和凝血药：从理论上讲，脑出血并非凝血机制障碍所致，用止血药的效果可能不理想。虽然一般认为脑内动脉出血难以用药物制止,但对点状出血、渗血,特别是合并消化道出血的,止血药和凝血药的应用可能会发挥一定的作用,故临床上对脑出血患者仍可选用。可给予维生素 K 10 毫克,肌内注射,每 12 小时一次,或卡巴克络 10 毫克,肌内注射,每 6 小时一次,同时将酚磺乙胺 3 克或氨基己酸 4～6 克加入液体中静脉滴注,以利于控制再出血。

(4)护胃,预防消化道出血:西咪替丁 0.2 克,静脉注射,每 6～8 小时1 次;雷尼替丁 50 毫克,静脉注射,每日 2 次。

(5)改善脑缺氧,保护脑细胞:给予细胞色素 C、三磷酸腺苷、辅酶 A、胞磷胆碱等药物,同时维持营养和水、电解质的平衡,防止发生并发症,改善预后。恢复期还可辅助中医辨证施治,以促进机体恢复。

(6)手术:对脑血肿直径超过 3 厘米或产生脑干压迫、脑疝、脑积水迹象者,应及时手术,清除血肿并进行相应处理。

## ⑧ 对急性脑血管病患者为什么不宜急于降压

高血压病是急性脑血管病的首要危险因素。据统计,在脑血管病的病例中,有高血压病病史者约占 75%,血压高者发生脑血管病的概率比正常血压者的高 6 倍左右。脑血管病的发生和预后与高血压病的程度及持续时间关系密切。

脑血管病患者血压较高时,需降压治疗,但决不可骤降血压。理由如下。

(1)人体的动脉血压是血液流向各组织、器官的动力,对保障各组织、器官需要的血流量具有重要意义。若血压骤降,全身各组织、器官的供血量将不足,尤其是脑、心、肝、肾等重要器官,可因缺血、缺氧而发生功能障碍,甚至造成严重后果。一般来说,收缩压只能降 1/5～1/4,舒张压降至 100～110 毫米汞柱或恢复到发病前的水平即可。舒张压较低、脉压过大者,不宜用降压药。

（2）老年急性脑血管病患者除本身原有高血压病外，发病时血压升高，有相当多的是反射性引起的，是机体为保证大脑血流有效灌注的代偿性反应。如果在脑血管病的急性期过早地、大幅度地降低血压，则势必会减少病变脑组织的血液供应，使出血灶或梗死灶的范围进一步扩大，加重病情。

（3）反射性高血压经使用呋塞米、甘露醇等脱水剂后，几天内血压便会自然下降，因此，对老年急性脑血管病患者来说，如果不存在严重的冠心病、心力衰竭、高血压危象等，则最初数日可允许血压保持在 220/100 毫米汞柱，而不必进行降压治疗。

## 9 高血压性脑出血患者能否使用止血药

关于高血压性脑出血患者是否使用止血药物，一直是个有争议的问题。为此，首先要明确出血的发生机制、病理过程及出血后机体是否存在凝血功能的异常。

首先，高血压性脑出血作为高血压病最严重的并发症之一，其发生机制为：长期高血压导致小动脉平滑肌发生透明变性，同时由纤维素性坏死引起的小动脉壁变薄部位可在较高的压力下膨出，形成微动脉瘤。无论是明显变薄的小动脉壁，还是微动脉瘤，动脉血压短暂极度升高时破裂是高血压性脑出血的主要原因，这一点不同于抗凝治疗或溶栓治疗时发生的脑出血。

其次，高血压性脑出血的病理过程也是决定是否使用止血药的重要因素，传统的观点认为本病是瞬间事件，只在数分钟内有活动性出血。但脑出血是一个动态过程，约 1/3 的患者在发病数小时内血肿范围会扩大。

综合上述观点分析，对高血压性脑出血患者行止血治疗并无充分的理论依据。但对病前曾接受溶栓治疗和抗凝治疗、发病 24 小时内就诊的患者，可以考虑使用适当的止血药。另外，如果凝血指标异常，如出血和（或）凝血时间延长，则支持使用止血药或者给予输血治疗。

脑出血后为防止出血灶扩大、减轻脑损伤，除了常规处理（如控制血压、降颅压、防治并发症、监测生命体征）外,何时应用止血药,应用多长时间,每个医院的做法各不相同。

## 10 对蛛网膜下腔出血患者进行药物治疗的原则是什么

（1）严格控制血压：血压升高是引起蛛网膜下腔出血的主要原因。因此,要注意控制血压。一般要将血压保持在平时的水平,最好不超过 150/90 毫米汞柱,但不能降得太低,以防脑供血不足。在药物选择上,近年来学术界多主张选用钙离子拮抗剂,如硝苯地平、尼莫地平、尼卡地平等药物。这类药物不仅可控制血压,还可通过血脑屏障,选择性地扩张脑血管,解除脑血管痉挛。

（2）降低颅内压：蛛网膜下腔出血后,脑脊液中混有大量血液,甚至有凝血块,可影响脑脊液循环,使颅内压增高,患者常出现剧烈头痛和意识障碍等,对其应积极治疗。为了降低颅内压、预防脑疝、防止蛛网膜粘连,一般应用 20% 甘露醇 250 毫升加地塞米松 10 毫克,静脉推注或快速静脉滴注,每 4 ~ 6 小时 1 次。必要时用呋塞米 20 ~ 40 毫克,肌内注射,也可取得较好疗效。

（3）用止血药物：抗纤溶酶类止血药,能预防动脉瘤再次破裂出血。6 - 氨基己酸、氨甲苯酸是抗纤溶酶类止血药,能够抑制纤溶酶原激活因子,使纤溶酶原不被激活成纤溶酶,从而抑制纤维蛋白的溶解,保护血管破裂处形成的凝血块,防止再出血。

（4）对抗脑血管痉挛：为了解除蛛网膜下腔出血所致的脑血管痉挛,可用异丙基肾上腺素、利血平,必要时可与利多卡因配合。目前学术界多主张用钙离子拮抗剂,如尼莫地平,以阻止钙离子内流、扩张血管、解除动脉痉挛。

（5）对症处理：头痛剧烈、烦躁不安,可肌内注射或口服安定、苯巴比妥、罗通定或布桂嗪,常规用量或视病情而定。必要时用亚冬眠疗法,或腰穿放脑脊液,以减轻症状。对大便秘结者,以番泻叶 50 克开水泡服,或用开塞露通便。

（6）防治感染：对出血严重的患者,应给予抗生素治疗,以预防感染。若已感染,则应针对感染的程度及病原菌给予相应的抗生素治疗。如发病后即出现高热,则多为中枢热,应以物理降温为主。对发病三四日后体温逐渐升高者,应考虑为继发感染所致,须给予积极的抗感染治疗。

## 11 如何对急性缺血性脑血管病患者进行溶栓治疗

(1)**静脉溶栓**:此过程一般分为两步,首先将根据体重计算出的药物总量的10%在1～2分钟内通过静脉推入,随后把剩余的90%在多于60分钟的时间内静脉滴注。然而,临床实践中发现,能满足3～6小时"时间窗"的患者极少。

(2)**动脉溶栓**:即通过介入的方式,将一根导管插入动脉(通常选择股动脉),把药物注入体内。与静脉溶栓相比,动脉溶栓有以下几方面的特点。

医生利用血管造影,可在荧光屏上清楚判断血栓所在的位置,可将药物直接送到栓子附近,甚至注入栓子中,因此用药量较少,溶栓治疗后发生出血的机会减少。

借助血管造影,可直接看到堵塞的血管是否已经再通,顺便还可了解其他血管有无狭窄、动脉瘤等,有助于预防血栓再发或采取其他相应的治疗措施。

更为重要的是,动脉溶栓可将"时间窗"扩展到发病后6小时,使更多的患者因此而受益。

当然,动脉溶栓也有不利的一面,如需要先进的血管造影成像设备、需要具有神经介入技术的专业人员等,因而成本较高。另外,介入治疗本身有创伤,送入体内的导管可发生扭曲、折断等意外,切口有感染的机会。

无论是静脉溶栓还是动脉溶栓,并不是所有接受溶栓治疗的患者堵塞的血管都能被通开,也无法完全保证通开的血管不会再堵上,特别是发生在颈内动脉主干和椎基底动脉的血栓。尽管如此,就发生脑血管病后患者的生存质量而言,早期溶栓治疗是急性缺血性脑血管病的最佳选择。

**12 治疗缺血性脑血管病的药物有哪些**

（1）**溶解血栓的药物**：应用此类药物如果能达到溶解栓子的目的，是最为理想的，可是全身静脉用药时往往需要大剂量，有时会造成出血的危险。现在多向患者推荐使用介入治疗，就是通过导管把药物直接注入梗死的部位来溶解栓子，但采取此治疗方法的前后都要做一次脑血管造影，这本身就有一定的危险性，何况介入治疗要求在患者发病后 6 小时内进行，有时往往已错过时机。

（2）**改善微循环、扩充血容量的药物**：目前此类药用得较多，但是有心脏病的患者应慎用，否则可能会引起心力衰竭。

（3）**抗凝治疗**：这类药物能防止血液凝固，但使用时要每天查凝血酶原时间和活动度，条件较差的医院无法进行。此外，抗凝治疗也有出血的危险性。

（4）**钙拮抗剂**：这类药物可以防止钙离子从细胞外流入细胞内，起到轻微扩张脑血管、保护脑细胞、增加脑细胞利用氧和葡萄糖的作用。

（5）**防止血小板凝聚的药物**：血小板的凝聚往往是脑梗死的开端，如果能有效阻断血小板的凝聚，也许能防止血栓进一步形成。目前，这类药物在世界上应用得十分广泛，但与其说是作为治疗药物，还不如说是作为预防药物更为恰当，因为脑血管病的急性期使用这类药物的效果并不理想。

**13 阿司匹林在缺血性脑血管病预防过程中有何作用**

阿司匹林用于防治缺血性脑血管病已受到普遍关注，并在临床上广泛应用。脑血管病最常见的病因是血液凝固并形成血块，堵塞脑血管，导致局部脑组织没有血液供应，进而发生坏死。血液凝固的过程中血小板起着关键作用，阿司匹林可以抑制血小板的聚集，从而起到防止血液凝固，进而预防脑梗死的作用。

阿司匹林可使脑血管病患者的死亡率下降 20% ~ 50%。阿司匹林的适宜剂量为 75 ~ 100 毫克/日。在应用的过程中,要注意适应证的选择,有胃病及出血倾向者慎用。

每天坚持服用 1 次阿司匹林就可抑制新生成的血小板,对人体产生持续的保护作用。一般人停用阿司匹林 48 小时后该保护作用即丧失。这也是为什么阿司匹林标准的服用方法是每天 1 次的原因。因此,如果没有禁忌证,脑血管病患者需要终身服用阿司匹林。

## 14 常用的脱水剂有哪几种

脑血管病患者往往伴有脑水肿,尤其是脑出血者更为明显,若不及时治疗,则可使病情加重,甚至发生脑疝,危及生命。因此,为了消除脑水肿,可根据病情选择脱水剂。脱水剂按其药理作用的不同在临床上可分为三大类。

(1) 高渗脱水剂:此类药物输入人体后,可提高血浆渗透压,使之高于脑组织的渗透压,造成血浆与脑组织之间的渗透压梯度,水就逆渗透压梯度移动,从脑组织移入血浆,使脑组织脱水、颅内压降低。这类药物主要包括 20% 甘露醇、30% 山梨醇、50% 葡萄糖等。临床上以 20% 甘露醇和 50% 葡萄糖较常用。但因为甘露醇在体内的代谢产物可转化为葡萄糖,所以对于糖尿病合并脑血管病的患者,应慎重使用。

(2) 利尿剂:此类药物主要是通过利尿作用使机体脱水,从而间接地使脑组织脱水。同时,利尿剂还可抑制钠离子进入正常和损伤的脑组织与脑脊液,降低脑脊液的形成速率,减轻脑水肿。利尿剂包括呋塞米、依他尼酸、氢氯噻嗪、氨苯蝶啶等,其中以呋塞米和氢氯噻嗪较为常用。

(3) 肾上腺皮质激素:此类药物具有良好的利尿作用,作用温和而持久,尤其适用于全身应激功能低下或伴有休克现象的患者。常用药物有地塞米松和氢化可的松。不过因为地塞米松可引起血糖浓度增高和消化道出血,所以对脑血管病合并糖尿病者应慎用。

## 15 改善脑代谢的药物有哪些

（1）三磷酸腺苷：可用于治疗肌肉萎缩、脑血管病后遗症等。三磷酸腺苷可以为机体提供能量，起到改善患者新陈代谢的作用。

（2）细胞色素 C：在组织缺氧时能改善代谢功能，还能增加脑血流量。

（3）泛酸与辅酶 A：泛酸对脑的代谢起重要作用，能增加脑耗氧量，促进脑代谢；辅酶 A 对糖、脂肪及蛋白质代谢起重要作用。

（4）广氨酪酸：可参与调节神经功能，使组织活动旺盛，改善脑血液循环，增加脑血流量、脑耗氧量，降低血氨。本药对脑血管病所引起的偏瘫、记忆缺失、语言障碍及昏迷等有治疗作用。

（5）吡硫醇：虽为维生素 B$_6$ 的衍生物，但不具有维生素 B$_6$ 的一般药理作用。它能使大脑对葡萄糖的消耗量增加，改善大脑的代谢功能及电活动。

（6）氟桂利嗪：能改善脑血液循环，增强脑细胞对缺氧的耐受性，保护脑组织。氟桂利嗪是一种长效制剂，每日只服 1 次。

（7）尼麦角林：能加强脑细胞能量的新陈代谢，增加血氧及葡萄糖的利用，改善智力障碍，有效地刺激神经传导，以改善精神上和情绪上的异常；能增进蛋白质的合成，有效地改善记忆障碍与学习障碍；能恢复神经元的正常功能，迅速改善脑细胞缺血的临床症状。

（8）甲磺酸双氢麦角毒碱：为有效的脑代谢增强剂，可改善脑细胞活力，有抗衰老作用，对改善脑细胞的代谢功能起积极作用。在应用中发现本药对脑电活动亦有影响，对临床症状有一定改善。

（9）活血素：能通过血脑屏障，促进脑神经元的蛋白质合成和加强脑神经的呼吸作用，并增强脑组织内葡萄糖、氧的利用，提高脑组织对缺氧的耐受性，起到保护脑细胞、促进受损脑组织功能恢复的作用。

改善脑代谢的目的是诱使那些丧失了功能和濒临死亡的脑细胞逐步恢复功能。对于在急性期已经被破坏了的神经细胞,应用改善脑代谢的药物是无效的。

## 16 常用的血管扩张药有哪些

(1)盐酸罂粟碱:对平滑肌有舒张作用,尤其是对脑血管有直接扩张作用,亦可降低外周血管阻力和脑血管阻力,增加脑血流量,改善脑血氧供应。常用量为 30 ~ 60 毫克,每日 3 次,口服,或 60 ~ 90 毫克加入 5% 葡萄糖溶液 500 毫升内静脉滴注,每日 1 次,7 ~ 10 日为 1 个疗程。

(2)环扁桃酯:作用类似于盐酸罂粟碱,能松弛血管平滑肌,扩张脑血管、肾血管、冠状动脉和四肢血管,增加血流量,改善微循环。其作用较温和、持久。常用量为 100 ~ 200 毫克,每日 3 次,口服。

(3)烟酸:具有扩张脑血管、增加脑血流量、促进神经细胞代谢和降低胆固醇浓度的作用。常用量为 50 ~ 100 毫克,每日 3 次,口服,或 200 ~ 300 毫克加入 5% 葡萄糖溶液 500 毫升内静脉滴注,每日 1 次,7 ~ 10 日为 1 个疗程。

(4)钙离子拮抗剂:如桂利嗪、氟桂利嗪、尼莫地平等,能作用于细胞膜上的钙通道,阻止钙离子进入细胞内,解除血管平滑肌痉挛,进而起到扩张血管的作用,并可选择性地作用于脑血管,增加脑血流量,改善脑部微循环。常用量:桂利嗪为 25 ~ 50 毫克,每日 3 次,口服;氟桂利嗪为 8 ~ 12 毫克,每晚服 1 次;尼莫地平为 20 ~ 40 毫克,每日 3 次,口服。

(5)培他定:有较强的扩张脑血管、改善脑血液循环、提高脑血流量的作用,尤其对椎基底动脉系统扩张作用更强。常用量为 4 ~ 8 毫克,每日3次,口服。

(6)碳酸氢钠:可使血液中的二氧化碳浓度增高,造成代谢性碱中毒,进而使脑血管扩张、脑血流量增加、脑缺血改善。常用 5% 碳酸氢钠溶液 250 毫升静脉滴注,每日 1 次,7 ~ 10 日为 1 个疗程。

（7）长春西丁：可使血管平滑肌松弛、增加脑血流量、降低血液黏度和抑制血小板聚集。常用量为 5 毫克，每日 3 次，口服。

（8）曲克芦丁：具有抑制血小板聚集和红细胞聚集，降低毛细血管通透性和脆性，改善脑血液循环等作用。常用量为 200～300 毫克，每日 3 次，口服，或 400～600 毫克加入 5%～10% 葡萄糖溶液 500 毫升中静脉滴注，每日 1 次，10～15 日为 1 个疗程。

## 17 患脑血管病后为何要慎用血管扩张剂

以往，对于缺血性脑血管病的治疗，除溶栓治疗、抗凝治疗外，还主张应用血管扩张剂，以改善大脑的血液循环。但近年来，众多国内学者建议将患脑血管病后常规应用血管扩张剂这一治疗措施取消或不再作为首选治疗方法。这是基于下面几点原因。

（1）血管扩张剂有可能加重脑水肿。也就是说，缺血性脑血管病后应用血管扩张剂不但不会增加梗死区及缺血区的血供，反而会减少这些区域的血供，出现所谓"盗血现象"。

（2）血管扩张剂会使脑血流减慢、局部淤血加重，使血液渗漏至组织间隙中，进一步加重脑水肿。

（3）由于缺血及梗死区血液供应的减少和脑水肿的加重，还可能出现再灌注脑损伤的危险，临床表现为病情经治疗好转后再度加重，影响病情的恢复和患者的预后。

脑血管病急性期患者应慎用血管扩张剂，尤其是重症脑血管病患者，最好不用血管扩张剂。待病情稳定、转入恢复期后，再考虑使用血管扩张剂，如曲克芦丁、低分子右旋糖酐、丹参注射液等，这些药物可能对促进神经损伤的恢复有益。

## 18 腔隙性脑梗死需要治疗吗

腔隙性脑梗死早期临床症状轻,患者往往不重视。然而,如果脑内逐渐出现广泛多灶性腔隙梗死,使脑血流量减少,脑组织缺血、缺氧,形成广泛性的小软化灶,则会导致智力减退。病情继续加重,呈阶梯式进展,便会发展为智力衰退。这就是通常所说的因脑血管性病变造成的继发性痴呆。因此,一旦出现腔隙性脑梗死症状,就应积极治疗,控制病情发展,预防痴呆的发生。

积极的治疗措施包括:①坚持服药,可用抗血小板聚集药、血管扩张药等;②治疗相关疾病,如高血压病、高脂血症、糖尿病、心脏病等;③养成良好的生活习惯,如锻炼身体、戒烟酒、多食营养丰富及维生素含量多的食物等。

## 19 如何应用药物治疗短暂性脑缺血发作

(1) 抗血小板治疗:可用于抗凝、预防血栓形成。每日服用阿司匹林或其他抗血小板聚集药是国际公认的防治短暂性脑缺血发作的有效方法和最佳选择。主要药物有阿司匹林、噻氯匹定、氯吡格雷、双嘧达莫等。

(2) 抗凝治疗:主要用于伴有心脏病(尤其是心房颤动)的患者,要严格按医嘱用药,并定期复查出、凝血时间。可在医生指导下选用低分子肝素、华法林等药物进行抗凝治疗。

(3) 溶栓治疗:短暂性脑缺血发作发病1小时以内或频发短暂性脑缺血者,若实验室检查血小板、凝血酶原时间、部分凝血活酶时间均正常,则可选择静脉溶栓治疗。

(4) 改善脑血液循环:可选用脉络宁、复方丹参片等中成药,以起到活血化瘀、改善脑血液循环的作用。

(5) 降纤酶治疗:主要针对血浆纤维蛋白原含量高于4毫克/升的患者,

而且必须住院治疗。

(6)使用调脂药物:有短暂性脑缺血发作史的患者,都存在动脉粥样硬化,因此宜应用他汀类调脂药。

(7)扩血管治疗:可选用培他定、桂利嗪、氟桂利嗪、甲磺酸双氢、长春西丁等。常用剂量:培他定10毫克,每日3次;桂利嗪25毫克,每日3次;氟桂利嗪6毫克,每日2次;麦角毒碱3毫克,每日3次;长春西丁5毫克,每日3次,口服。

(8)扩容治疗:低分子右旋糖酐及706羧甲淀粉具有扩容、改善微循环和降低血液黏度的作用,常用低分子右旋糖酐或706羧甲淀粉溶液500毫升静脉滴注,每日1次,14天为1个疗程。

(9)活血化瘀中药:如丹参、川芎、桃仁、红花等,有活血化瘀、改善微循环、降低血液黏度的作用,对治疗短暂性脑缺血发作有一定作用,可选用。

(10)病因治疗:对动脉硬化、高血压病、糖尿病、颈椎病、高脂血症等容易导致短暂性脑缺血发作的疾病,应采取相应的治疗措施。

## 20 如何治疗脑栓塞

脑栓塞治疗包括针对脑栓塞及引起栓子的原发病两方面。脑栓塞的治疗基本同于脑梗死的治疗,主要目的为改善脑循环、减少脑梗死的范围及防治脑水肿等。

(1)原发病的治疗对根除栓子的来源、防止栓塞复发很重要,如心脏病的外科手术治疗、感染性心内膜炎的抗生素治疗、减压病的高压氧舱治疗等。脑栓塞恢复期的治疗也与脑梗死恢复期的治疗相同。

(2)可适当采用血液稀释疗法。防治脑水肿可选用呋塞米等对心功能影响较小的脱水剂。颅脑 CT 及腰穿排除出血性梗死及感染性栓塞后,可采用抗凝治疗,如采用华法林4~6毫克/日首剂,维持量2~4毫克/日,或双嘧达莫50毫克,3次/日。

## 21 脑血管病患者使用降压药的原则有哪些

(1)伴高血压病的脑血管病患者刚开始接受降压药治疗时,原则是先选用降压作用温和、缓慢、持久及副作用少的药物。一般先采取单一降压药物,如果服用一个时期降压效果不佳,再选择联合用药。

(2)用药先从小剂量开始,以后逐渐增加,达到降压目的后可改为维持量,以巩固疗效。切忌突然停药,以免引起血压反跳,即所谓的"停药综合征"。

(3)除重度高血压病患者外,对血压显著增高多年的患者和老年人,血压下降不宜过多或过快,以免给患者带来不适及对主要脏器产生不利影响。

(4)若高血压病患者同时患有其他疾病或者几个主要脏器已有不同程度的损害,则在用药的选择上,不仅要熟悉各种降压药的毒副作用,还要考虑患者的实际情况,尽量避免使用易导致疾病恶化的药物。

(5)注意药物之间的互补作用。选择协同作用增加的药物,避免相互加重毒副作用或者出现相互拮抗作用的药物。

(6)坚持个体化的用药原则,切忌采用固定模式,应根据每个患者的具体情况,有针对性地选择较理想的药物,在实践中找出最佳的用药方案。

## 22 各期脑血管病患者血压处理的原则有哪些

对脑血管病不同类型、不同时期应采取不同的个体化治疗,而不应一味急于追求降压目标值。

首先,在脑血管病急性期,慎用降压药。对急性脑梗死(尤其在发病 1 周内)患者,当收缩压大于 180 毫米汞柱或平均动脉压大于或等于 130 毫米汞柱时,可考虑进行降压治疗。对高血压性脑出血患者,既要考虑血压过高会导致再出血或活动性出血,又要警惕血压下降可能加重缺血,因此,要在降颅压的前提下慎用降压药,使血压逐渐下降到脑出血前的水平或比原水平略偏高。同时,降血压不可过速、过低,两小时内降压幅度不宜超过25%,应使血压在2～10小时内缓慢下降,通常降至(150～160)/(90～100)毫米汞柱为宜。此外,一定要注意患者对疾病的恐慌感、尿潴留等因素引起的反射性血压升高,并给予相应处理。

对于脑血管病恢复期及后遗症期的高血压病患者,其血压适合控制在什么程度是个复杂的问题。应根据年龄,病程,血压水平,靶器官损害程度,存在的合并症,药物反应,对心、脑、肾的影响等,来选择一种降压药或多种降压药联合应用。应在保障脑供血的前提下,逐步稳定地尽可能将血压向目标值靠近,以降低脑血管病的复发率、死亡率。

脑血管病患者除高血压病外,常合并冠心病、糖尿病、血脂异常等,在选用降压药物时要注意药物对脂代谢、糖代谢的影响以及对心、脑、肾靶器官的作用。常用药物有钙离子拮抗剂、血管紧张素转换酶抑制剂、利尿剂、β受体阻滞剂、α受体阻滞剂等。

除药物治疗外,还应重视合理膳食、戒烟酒、保持心理平衡等其他非药物治疗措施。

## 23　脑血管病患者的血压降至多少合适

近年来,大量研究表明,脑血管病患者的降压目标值应该至少控制在正常血压水平范围内,同时每降低10毫米汞柱,脑血管病复发的危险性可降低10%左右,故又以理想血压水平为最好。当然还须注意,要以不出现导致心、脑缺血的低血压反应(如心慌、胸闷、头晕目眩、黑矇等)为度。

临床研究结果表明,患脑血管病后血压小于140/90毫米汞柱是安全的。值得注意的是,在降压过程中如果出现脑缺血的临床表现,则不能进一步降压,应当调整血压至患者耐受的水平。脑血管病患者降压应当是高度个体化的,而且有阶段性。

（1）对于伴有颈动脉狭窄、脑动脉硬化症的高血压病患者，血压应适当高于正常值，可以在（140～150）/（80～90）毫米汞柱。

（2）已发生脑梗死、处于急性期的患者，如果硬把血压降下来，则会使脑梗死面积加大、病情加重，因此此时血压应不低于150/（90～95）毫米汞柱。

（3）脑梗死急性期过后1个月，要将血压恢复到患病前的水平，不然长时间高血压会导致脑血管病复发。

当然，因为脑血管病个体差异很大，所以以上这些标准仅对大多数人有参考价值。对合并糖尿病、心脏病的高血压病患者来说，最好请神经内科专家针对患者的具体情况进行评估后再做定夺。

脑血管病患者降压，没有绝对统一的标准，但有一个原则，就是要保证脑组织血流灌注，谨防血流动力学性脑梗死的发生。这种降压不当导致的脑梗死，像浇水一样，把水泵的压力减低了，水上不去，会引起脑局部供血不足。如果局部缺血持续不缓解，就会发生脑梗死；如能缓解，就是短暂性脑缺血。

## 24 脑血管病伴血脂异常的患者如何选择调脂药物

血脂异常可导致动脉粥样硬化。血脂浓度越高，动脉粥样硬化越重，脑血管病的发生率就越高，二者可谓相随相伴。但实际上，脑血管病患者对血脂异常普遍重视不够，调脂药的应用远没有降压药那么广泛。对脑血管病伴血脂异常的患者，应针对血脂异常的类型和程度选用合适的调脂药物。

（1）对单纯性血清总胆固醇增高者来说，既可选择辛伐他汀、普伐他汀、氯伐他汀、阿伐他汀等他汀类药物，还可选择中成药血脂康等。

（2）对单纯性高三酰甘油血症患者来说，可选用非诺贝特、苯扎贝特、吉非贝齐等贝特类药物。我国目前临床上应用的调脂药物主要为上述的他汀类药物与贝特类药物。他汀类药物的主要作用为降低低密度脂蛋白浓度，贝特类药物的主要作用为升高高密度脂蛋白浓度和降低三酰甘油浓度，效果优于他汀类药物。

（3）鉴于调脂干预的首要目标是将低密度脂蛋白浓度降至目标水平或更低，若低密度脂蛋白浓度未达标而需用调脂药物，则首选他汀类药物。

（4）当低密度脂蛋白浓度已在目标水平以下、高密度脂蛋白浓度降低时，应选用吉非贝齐等贝特类药物。

（5）对于混合型血脂异常患者，当使用他汀类药物不能满意调脂时，可联合使用合理剂量的他汀类药物与贝特类药物。

（6）当低密度脂蛋白浓度≥4.9毫摩尔/升时，应考虑为家族性高胆固醇血症的可能，宜选择他汀类与其他类调脂药物联合使用。

## 25　糖尿病性脑血管病的防治原则有哪些

（1）控制高血糖，尽可能使血糖浓度正常或接近正常。

（2）控制高血压，糖尿病患者高血压的控制应较非糖尿病者高血压的控制更严格。

（3）要定期监测血脂浓度、血液黏度，测量血压、心电图，纠正血脂代谢紊乱。

（4）长期服用小剂量抗凝药，如阿司匹林。研究表明，对于有脑血管病变危险因素者，如合并糖尿病、高血压病者和有脑血管病家族史者，长期服用小剂量阿司匹林能有效降低脑血管病的发病率。

（5）提倡健康的生活方式，如合理饮食、戒烟酒、适量运动、心理平衡等。

（6）及早发现、及早治疗脑血管病变。一旦发现患者有脑缺血表现，应及早采取有效的治疗措施，如溶栓治疗等。一旦发生脑血管意外，应立即送医院急诊科处理。

## 26　急性缺血性脑血管病如何治疗

急性缺血性脑血管病的治疗主要是增加脑血管的血液供应、氧气供应，以缩小脑梗死的范围、减慢脑代谢、预防并发症及防止复发等。

（1）降低颅内压：常用 20% 甘露醇或 25% 山梨醇，或者 10% 甘油盐水 250 ~ 500 毫升，静脉滴注，每日 1 或 2 次，使颅内压降至正常；也可用糖皮质激素或利尿剂（如呋塞米）辅助减压。

（2）改善脑血液循环：如梗死在 6 ~ 12 小时内并为适应证者，可进行溶栓治疗，常用尿激酶 1 万 ~ 3 万单位，加入 5% 葡萄糖溶液 500 毫升静脉滴注，每日 1 次，7 ~ 10 次为 1 个疗程，或尿激酶 0.5 万 ~ 2 万单位颈动脉内注射，也可用精制安克洛酶静脉滴注。使用抗凝剂（如藻酸双酯钠）静脉滴注（1 ~ 2 毫克/千克），可起到抗凝、调节血脂、降低血液黏度和扩张脑血管的作用，或用低分子右旋糖酐，可起到扩容和血液稀释的作用。

（3）促进脑细胞代谢：可用脑细胞激活剂（如脑活素、胞磷胆碱、脑通、能量合剂等），促进脑细胞代谢，以利于脑血管病的康复。

（4）增加脑组织供氧：可用紫外线辐射充氧自血回输或高压氧舱治疗。

（5）有高血压病者要进行降压治疗：可选用钙离子拮抗剂，如尼莫地平（20 ~ 40 毫克，每日 2 或 3 次），以降压和改善脑血液循环。

（6）促进机体功能的康复：在脑血管病恢复期，特别要注意对患者肢体功能的恢复，除进行功能康复锻炼外，还可配合进行针灸、理疗、按摩等治疗，以增强肌力，促进肢体运动功能的康复。

（7）中药治疗：可辨证服用中药，对改善脑循环、促进康复都有一定的帮助。

## 27 怎样治疗脑动脉硬化症

（1）加强体育锻炼：运动有利于改善血液循环、促进脂类物质消耗、减少脂类物质在血管内沉积、增加纤维蛋白溶酶活性及减轻体重，因此应坚持力所能及的家务劳动和体育锻炼。对有智力障碍、精神障碍和肢体活动不便者，要加强护理，以防止意外的发生。

（2）控制饮食：主要是限制高胆固醇、高脂肪食物（如肥肉、猪油、蛋黄、鱼子及动物内脏等）的摄入量，以减少脂类物质在血管内的沉积。同时还要注意避免高糖饮食，因高糖饮食同样会引起脂肪代谢紊乱。应多吃豆制品、蔬菜、水果及含纤维素较多的食物。食用油以植物油为主。饮食宜清淡，不可吃得太饱，最好戒烟酒。

（3）药物治疗：患有高血压病者，要使用降压药，以使血压降至正常范围或接近正常范围。患有血脂异常者可服用调脂药物，如非诺贝特等，以调节血脂浓度。患有糖尿病者，应有效控制尿糖浓度。患者应掌握尿糖测定技术，随时检查自己的尿糖浓度是否在控制之下。同时，可应用扩张血管、改善血液循环、活化脑细胞的药物。

将上述三者结合，以控制饮食和加强体育锻炼为主，药物治疗为辅，效果更佳。

## 28 治疗脑动脉硬化症的药物有哪些

（1）血管扩张药：①单硝酸异山梨醇，每次 20 毫克，每日 2 或 3 次，或缓释胶囊，每次 40 毫克，每日 1 次；②硝苯地平缓释片（拜新同），每次 30 毫克，每日 1 次；③地尔硫䓬，每次 60 毫克，每日 1 次。

（2）调血脂药：①降低甘油三酯浓度的药物有非诺贝特、吉非贝齐；②降低胆固醇浓度的药物有辛伐他汀、氟伐他汀、普伐他汀等；③中药（如血脂康、脂必妥等）也有一定的调脂作用。

（3）抗凝药：常用药物有肠溶阿司匹林、噻氯匹定等。

（4）溶解血栓药：对动脉内血栓导致的管腔狭窄或阻塞者，可用溶解血栓药，如尿激酶、重组组织型纤溶酶原激活剂等。

（5）抗氧化类药物：抗氧化类药物可减少氧自由基对血管壁的损害，从而起到抗动脉粥样硬化的作用。常用的抗氧化类药物主要有维生素 E、维生素 C 等。

(6)改善血液循环的药物:具体如下。①烟酸肌醇:可扩张血管,降低三酰甘油浓度及低密度脂蛋白浓度,长期服用还可降低胆固醇浓度,每次口服0.2～0.4克,每日3次,连服3周至3个月。②盐酸氟桂利嗪:为钙离子拮抗剂,具有扩张血管的作用,对中枢缺血性眩晕疗效较好,65岁以上者每晚1粒(5毫克),65岁以下者每晚2粒。对有明显脑器质性损害者,可用低分子右旋糖酐静脉滴注,每日1次,连续2周为1个疗程。

(7)活化神经细胞的药物:这类药物可供给能量,促进神经细胞代谢。如三磷酸腺苷、辅酶A、细胞色素C、胞磷胆碱、脑活素等药物。

(8)对症治疗药物:对有精神症状者,可用安定、氯普噻吨、奋乃静等;对情绪激动者,可用丙咪嗪,每次25毫克,每日3次,或口服甲硫哒嗪缓释片30～60毫克,每日1次;对震颤麻痹者,可用苯海索、左旋多巴类药物;对合并高血压病者,应注意血压不宜降得过快、过低,以免引起脑供血不足。

## 29 脑血管病恢复期如何用药

(1)预防用药:阿司匹林类的抗血小板制剂可以防治25%～40%的脑血管病复发。尽管阿司匹林是已经有百年历史的老药了,仍然不失为缺血性脑血管病防治的一线药物。临床试验证实,阿司匹林的适宜剂量为75～100毫克/日,噻氯匹定的适宜剂量为250毫克/日,氯吡格雷的适宜剂量为75毫克/日,这些药物可长期服用。

(2)针对病因用药:具体如下。

高血压病:初始药物选择应从长效型药物开始,小剂量,每天1次,逐渐增加剂量,也可选择小剂量联合用药。

对单纯高血压病患者可选择利尿剂或β受体阻滞剂;对同时伴有1型糖尿病蛋白尿者,可选择血管紧张素转换酶抑制剂;对伴有心力衰竭者,可选择血管紧张素转换酶抑制剂和利尿剂。

患单纯收缩期高血压的老年人选择利尿剂最好,也可选择双氢吡啶、钙离子拮抗剂;对伴有心肌梗死者,可选择 β 受体阻滞剂等;对伴有收缩功能障碍者,可选择血管紧张素转换酶抑制剂。

对经以上方法治疗后,未能达到预期血压者,应换用不同类型的药物;对有部分疗效且耐受良好者,可加用不同类型的药物;对仍未达到预期血压者,应继续加用其他类型的药物,同时请高血压病专家会诊。

糖尿病:2 型糖尿病患者要口服降糖药,如磺脲类药物、双胍类药物、α - 葡萄糖苷酶抑制剂及胰岛素增敏剂。对 2 型糖尿病患者进行药物联合治疗的常用方案是磺脲类药物 + 二甲双胍、磺脲类药物 + α - 葡萄糖苷酶抑制剂或磺脲类药物 + 胰岛素。

血脂异常:对脑血管病同时伴有血脂异常者,一旦脑血管病稳定,就应调节血脂异常;对高胆固醇血症患者,应使用他汀类药物;对高三酰甘油血症患者,应使用贝特类药物;对以胆固醇浓度和低密度脂蛋白浓度升高为主者,应使用他汀类药物;对以三酰甘油浓度升高为主者,应使用贝特类药物;对胆固醇浓度、低密度脂蛋白浓度、三酰甘油浓度均明显升高者,同时使用他汀类药物和贝特类药物,但需注意定期复查肝功能,以免发生肌纤维溶解等副作用。

## 30 如何对脑血管病后抑郁症患者进行药物治疗

脑血管病后抑郁症患者的治疗原则与其他症状性抑郁症患者的治疗原则相同,均是以心理疗法与药物疗法相结合为基本方法。研究证明,给予适宜的抗抑郁药物,不仅可以缓解患者的抑郁情绪,而且可促进患者肢体功能和日常生活能力的恢复,因此不可轻视药物治疗的重要性。

目前抗抑郁药品种较多。副作用小、疗效肯定的抗抑郁药有 3 类,即单胺氧化酶抑制剂、三环类抗抑郁药和新型抗抑郁药。前两类多属于第一代抗抑郁药,因为其具有抗胆碱能等不良反应,所以不宜作为脑血管病后抑郁症的首选药物。

新型抗抑郁药(也就是第二代抗抑郁药物)包括选择性 5 - 羟色胺再摄

取抑制剂（常用药物有氟西汀、帕罗西汀、舍曲林等）、选择性单胺氧化酶抑制剂（常用药物有米氮平和吗氯贝胺）。这两类药物均具有改善患者注意力不集中、睡眠障碍、容易疲劳等抑郁症状的作用。这两类药物不良反应少，安全系数高，并且每天只服一次。其中，选择性5－羟色胺再摄取抑制剂适用于不同程度的抑郁症患者，应用广泛，是基础药物。选择性单胺氧化酶抑制剂一般用于伴有焦虑的老年患者。抗抑郁药的应用需要保持一个比较长的时间，以半年到一年较为合适，以后可逐渐减少药量，直至停药。

另外，常用的百忧解、帕罗西汀、西肽普兰等选择性5－羟色胺再摄取抑制剂及文法新等亦可选用。

## 31 如何防治脑血管病后癫痫发作

脑血管病的并发症较多，有3%～5%的患者于急性期伴癫痫发作。癫痫发作的类型以部分性发作和全身性发作为主。一般来说，脑出血主要为部分性发作，而脑梗死主要为全身性发作。

脑血管病后癫痫发作预示病情较重。癫痫发作的可能机制有以下三种：①脑水肿、急性颅内高压，影响神经元的正常生理活动，引起癫痫性放电而致癫痫发作；②有严重水、电解质平衡紊乱，使得颅内电离子异常而引起癫痫性放电；③脑血管病后由脑血管痉挛、神经元缺血缺氧引起钠泵衰竭，使神经细胞膜过度除极化而致癫痫性放电。病情重，加之癫痫发作会加重脑部缺氧，必将进一步导致脑水肿，甚至引起脑疝，使死亡率增加。

脑血管病后癫痫发作不是个好兆头，早期防治是关键。从预防的角度出发，重点在于脑血管病早期，要针对诱使癫痫发作的3个可能机制进行及时处理，也就是尽早控制脑水肿，应用脱水剂防止颅内高压，同时注意纠正水、电解质平衡紊乱和给予能量合剂等。这些措施有利于阻止脑组织癫痫性放电，对大脑有保护作用。

如果脑血管病急性期患者已有癫痫发作，则应及时给予抗癫痫药物治疗,治疗的方法、剂量均与其他抗癫痫治疗的相同,可单一用药或联合用药。因口服需4~7天才能达到抗癫痫治疗的浓度,故急性期应肌内注射或静脉给药。一般首选安定或苯巴比妥,也可使用苯妥英钠。用药至恢复期后,可依据有无发作考虑是否停药。

## (32) 治疗脑血管病应药物治疗与康复治疗并举吗

目前,许多人患脑血管病后只注重药物治疗,有时还会多种药物同时应用,而对康复治疗的作用认识不足。国内外一些专家研究发现,现代康复治疗早期介入能极大地改善脑血管病患者的功能,最大程度地减少残疾对正常生活的影响。

只要病情稳定,康复治疗越早进行效果越好。康复治疗在脑血管病的头三个月效果最为显著,且时间宜长些,以防止患者回到家后功能倒退或衰退。康复治疗是长期过程,患者在家中也应进行系统、规范的康复治疗,遵循循序渐进的原则。

正确的康复治疗应从卧床期开始。

(1)定时变换体位:对不能自行翻身者,每2小时翻身1次。

(2)保持良好的肢体位:使肢体处于功能位,避免上肢屈曲、下肢伸展、足下垂内翻的体位。选择合适的床垫,利用足板固定足,以防止足下垂。

(3)关节活动:每日活动各关节2或3次,每次5~10遍。

(4)床上活动:患者意识清醒后,鼓励其用健肢帮助患肢做被动运动,进行双手交叉上举训练、下肢屈曲立于床上而臀部抬离床面的训练,直至患肢出现自主运动。

(5)坐起及坐位活动:进行坐起及坐位平衡训练。

离床期应做到:①进行从坐到站、站立平衡这两项强化训练;②进行步行与上、下阶梯训练,随着患侧负重能力的提高,即可开始迈步训练,上、下阶梯训练,上、下阶梯训练应遵循健足先上、患足先下的原则;③进行日常生活能力训练,在训练中穿插日常生活能力训练,如穿、脱衣服,进餐,洗漱等。

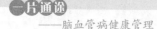 **脑血管病患者的康复治疗原则有哪些**

(1)**早期**:缺血性脑血管病患者,只要神志清楚、生命体征平稳,病情稳定48小时后即可进行康复治疗。高血压病、实质性脑出血患者一般在病情稳定10~14日后进行康复治疗。

(2)**全面**:不仅应对患者瘫痪的肢体进行康复锻炼,而且应对其他肢体进行全面锻炼,对各关节和肌肉都要进行。

(3)**适量**:康复治疗时避免过度疲劳,要适当休息;避免进行过速、用力过大和时间过长的训练,不要急于求成;应根据患者的体力情况随时调整康复方案,对年老体弱者更应注意。

(4)**个体化**:应针对每个患者的不同情况制订出合理的康复方案。

(5)**综合治疗**:科学的康复锻炼配合按摩、理疗等方法,可以提高康复的效果。

(6)**循序渐进**:脑卒中后瘫痪患者功能锻炼的目的是抑制异常的病理运动模式(如划圈步态),建立及发展正常的运动模式。抑制肌痉挛,促进精细性、技巧性活动。尽早进行瘫痪肢体的被动运动及按摩,防止关节挛缩及足下垂、外翻。脑卒中患者发病后两年内都属于恢复期,在此期间均应坚持运动功能、语言功能、生活技巧的训练,以提高日常生活能力。

(7)**持之以恒**:按规定的时间进行,不要随意中断。时断时续的锻炼不能使被锻炼的部位感受到一定的重复刺激,也不能产生适应性反应。

(8)**保证安全**:训练中要预防扭伤筋骨、撕伤肌肉和韧带等事故,在开始锻炼时,应先做好充分的准备活动。开始进行新康复锻炼动作时,家属应在旁边保护,以保证安全。

(9)**重视对患者的心理治疗**:调动患者的主观能动性。

**哪些药物可预防脑血管病**

（1）**防治高血压病的药物**：血压高低与脑血管病的发病率及死亡率有密切关系。如果患有高血压病而不治疗，或者断断续续地治疗，则较容易发生脑血管病。高血压病患者除了限制摄取食盐和运动疗法外，还需要适当地服用降压药。

（2）**防治动脉粥样硬化及血脂异常的药物**：血脂异常是引起动脉粥样硬化的主要原因，而动脉粥样硬化与脑血管病关系密切。防治血脂异常的方法有饮食疗法和调脂药物疗法。研究表明，他汀类药物（如普伐他汀、辛伐他汀等）也具有一定的预防脑血管病的作用。

（3）**治疗冠心病、控制糖尿病的药物**：冠心病患者应服用双嘧达莫、异山梨酯、肠溶阿司匹林等药物，这些药物可以防治冠心病及缺血性脑血管病。有糖尿病者应按时就医、控制血糖浓度。

（4）**改善脑血流量的药物**：许多患者在发生脑梗死前常有脑供血不足的症状。患有一过性脑供血不足者应及时、长期服药，以起到预防及治疗作用。这些药物有曲克芦汀、氟桂利嗪、复方丹参片等。

（5）**肠溶阿司匹林片**：每日1次，每次75～100毫克。每日服用阿司匹林100～300毫克，能使脑血管病发病的风险降低，但只能降低14%左右。有溃疡病与其他出血问题的人要慎用。

（6）**维生素 $B_6$**：对人类长寿和健康极为有益。研究表明，当维生素 $B_6$ 达到一定血浓度时，可与血小板表面蛋白质、纤维蛋白原及凝血酶等凝血物质结合，从而阻止血小板聚集，抑制血液凝固，延长凝血时间，使血栓不易形成。其用法为每日1次，每次10毫克。

（7）**维生素 E**：研究证明，维生素 E 是一种强大的、较为理想的抗氧化剂。它在体内能捕捉损坏生物膜的氧自由基，阻止脂褐质生成，故而能防治动脉粥样硬化、抗衰老以及预防心脏病变。其用法为每日1次，每次100毫克。

（8）维生素 C：具有抗氧化作用，能增强抗病能力，减少血液中脂类物质的含量，防治动脉粥样硬化，延缓衰老过程。其用法为每日 1 次，每次 100 毫克。

## 35 如何防治由抗凝药引起的脑出血

脑出血是口服抗凝药最严重的并发症。阿司匹林与华法林联合应用可增加出血的概率。研究人员通过对比分析认为，凝血酶原时间的延长是脑内出血的危险因素，而年龄增加则与硬膜下出血有关。老年人由于动脉硬化，在抗凝治疗中更容易发生颅内出血。因此，在应用抗凝药时应注意以下几点。

（1）在医生指导下用药。因为医生对抗凝药的作用机制及副反应较了解，能正确调整用量。

（2）经常测定凝血指标。若有皮下出血、牙龈出血等应及时做有关检查，停用或更换药物。

（3）老年患者，特别是患长期高血压病、动脉硬化者应慎用，有骨质疏松者更应慎重。

（4）有出血倾向，肝、肾功能不全者慎用。

（5）一旦有头痛、头晕、肢体麻木、肢体无力等表现，患者应及时到医院检查，以便早发现、早治疗。

第七章
中医防治脑血管病

 **如何对脑血管病患者进行中医分期治疗**

（1）脑血管病先兆期肝肾阴虚者：表现为目眩脑晕，晕甚欲仆，头重足轻，耳鸣耳聋，心中烦热，多梦健忘，肢体麻木，舌红苔黄或腻，脉弦细而数或弦滑。治宜滋养肝肾，佐以平肝清热。药用怀牛膝 15 克，龙骨 15 克，牡蛎 15 克，白芍 12 克，代赭石 15 克，山药 15 克，柏子仁 10 克。

（2）脑血管病恢复期肝肾阴虚者：表现为平素头晕头痛，耳鸣目眩，腰酸腿软，突然发生口眼㖞斜，舌强语謇，半身不遂，舌质红或苔黄，脉弦细而数或弦滑。治宜育阴潜阳，镇肝息风。药用怀牛膝 15 克，龙骨 15 克，生白芍 15 克，天冬 12 克，麦芽 15 克，代赭石 15 克，牡蛎 15 克，玄参 15 克，川楝子 10 克，茵陈 15 克，甘草 3 克，龟甲 15 克。

（3）脑血管病后遗症期肝肾阴虚者：表现为半身不遂，患侧僵硬拘挛，语言謇涩，口眼㖞斜，头痛头晕，耳鸣，舌红苔黄，脉弦数有力。治宜滋阴潜阳，活血通络。药用熟地黄 15 克，龟甲 15 克，黄柏 9 克，知母 9 克，白芍 12 克，锁阳 10 克，陈皮 10 克，石斛 10 克，牛膝 12 克，当归 10 克，生龙骨、生牡蛎各 15 克，桃仁 10 克，红花 6 克。

### 2 常用于治疗脑血管病先兆的中药有哪些

（1）阴虚阳亢型：表现为眩晕心悸，目赤耳鸣，烦躁易怒，肢体麻木或震颤，舌强语涩，舌质红，苔黄腻，脉弦数或滑数。治宜滋阴潜阳，平肝息风。方选镇肝熄风汤加减：生白芍、生龙骨、生牡蛎、生赭石各30克，生麦芽、茵陈各10克，甘草3克，黄芩10克，玄参、天冬、川牛膝各15克。热象甚者，加龙胆草、栀子；头痛眩晕重者，加天麻、钩藤、菊花；大便秘结者，加生大黄或番泻叶；言语不利者，加郁金、菖蒲、胆南星。

（2）风痰阻络型：表现为体丰面白，头晕目眩，胸闷身重，脘腹痞满，肢体麻木，语涩流涎，舌苔厚腻，脉弦滑或濡。治宜化痰、祛湿、息风。方选涤痰汤加减：陈皮、枳实、菖蒲、钩藤各12克，制半夏、僵蚕各10克，胆南星、甘草各6克，茯苓、全瓜蒌、地龙各15克。胃纳不佳者，加白蔻仁、砂仁；痰涎壅盛者，加竹沥、川贝；眩晕重者，加天麻、钩藤；肢体麻木甚者，加丝瓜络、鸡血藤。

（3）气血两虚型：表现为面色苍白，头晕心悸，少寐多梦，言语謇涩，手足麻木，肌肉蠕动，舌质淡，苔薄，脉弦细或沉细。治宜益气、养血、息风。方选养血息风汤加减（经验方）：黄芪30克，当归、熟地黄、熟首乌、桑椹、钩藤各12克，白芍、牛膝各15克，天麻10克，甘草3克。言语不利者，加菖蒲、远志；口眼㖞斜者，加全蝎、僵蚕；肢体麻木者，加桑枝、鸡血藤；大便秘结者，加火麻仁、郁李仁；小便失禁者，加益智仁、桑螵蛸。

### 3 脑血管病急性发作时的中药抢救措施有哪些

（1）中经络型：病情较轻，病邪较浅，一般无神志障碍，主要表现为肌肤麻木，口眼㖞斜，半身不遂，言语謇涩，脉弦或浮数。

如以素有头晕头痛、耳鸣腰酸为特征，则可以使用改良镇肝熄风汤加减：生龙骨、生牡蛎各20克，生白芍15克，牛膝15克，龟甲9克，钩藤20克，代赭石 20 克,天麻 10 克,菊花 15 克。水煎服,每日 1 次。头痛头晕重者,可加僵蚕;痰多者,可加川贝、竹沥;心中烦热者,可加生石膏、栀子。

如以偏瘫或半身肢体麻木为主,则可用大秦艽汤加减:秦艽 10 克,川芎 10 克,赤芍 15 克,羌活 10 克,当归 10 克,茯苓 15 克,黄芩 10 克,牛膝 15 克,生地黄 15 克。水煎服,每日 1 次。

如以头晕头重、胸闷痰多、便秘、半身不遂为主,则可选用半夏白术天麻汤加三化汤加减:制半夏 15 克,白术 15 克,天麻 10 克,生大黄 15 克,胆南星 10 克,枳实 10 克,茯苓 20 克,陈皮 10 克,丹参 10 克。水煎服,每日 1 次。如果服药后大便泻下臭秽异常,届时则按症状换方。

(2)中脏腑型:病情较重,有精神或意识障碍,闭证以猝然昏倒、口噤不开、牙关紧闭、两手握固、便闭、肢体强直或痉挛、脉弦滑有力为其特点。

阳闭证还兼见面赤身热,气粗口臭,颜面潮红,躁动不宁,舌苔黄腻,脉弦滑等。治疗可先灌服或鼻饲安宫牛黄丸或至宝丹 1 丸,同时可服羚羊角汤加上天麻钩藤汤加减:羚羊角粉 0.3 克(另放冲服),钩藤 15 克,天麻 10 克,生石决明(先下)40 克,炙蜈蚣 5 克,白芍 15 克,生大黄 10 克(后下),胆南星 15 克,夏枯草 15 克,加水浓煎至 300 毫升,鼻饲或灌服。

阴闭证兼见面色苍白,口唇淡,四肢厥冷,脉沉滑缓。治疗可先用苏合香丸鼻饲或灌服,同时用温胆汤和涤痰汤加减:制半夏 15 克,胆南星 10 克,茯苓 20 克,陈皮 15 克,枳壳 10 克,竹茹 10 克,天麻 10 克,钩藤 25 克,远志 15 克,加水浓煎至 300 毫升,鼻饲或灌服。

脱证可见猝然昏倒,口开目合,鼻鼾有声,呼吸低微,四肢瘫软,周身湿冷,二便失禁,舌淡苔薄白,脉微欲绝。治疗以参附汤加减:人参 10～25 克(红参可达 30 克),附子 10 克,黄芪 30 克,五味子 15 克,水煎浓缩至 200 毫升,鼻饲或灌服。

## 4　如何对脑血管病患者进行中药分型治疗

（1）风中经络型：表现为半身不遂，口眼㖞斜，肌肤不仁，发热恶寒，舌质淡红，苔薄白，脉滑或弦。药用肉桂3克，炮附子5克，麻黄5克，防风、防己、当归各12克，白参、川芎、白芍、杏仁、黄芪各10克，炙甘草3克，生姜5片。

（2）腑气不通型：表现为半身不遂，口眼㖞斜，脘腹满闷，大便秘结，小便赤黄，或见头晕烦躁，舌红，苔黄或腻，脉滑或弦。药用厚朴、大黄、枳实、甘草各10克。

（3）气虚痰阻型：表现为半身不遂，口眼㖞斜，面色萎黄，语言謇涩，痰稀而白，或见头晕目眩，舌质淡有齿痕，苔白滑或腻，脉滑或弦。方选六君子汤加减：白参5克，甘草5克，茯苓、白术、陈皮各10克，制半夏、竹茹、胆南星各15克。

（4）气虚血瘀型：表现为肢体纵弛不举，或见拘挛，或见疼痛，舌质淡或紫暗，舌有瘀斑，苔薄白，脉沉细或涩。方选补阳还五汤：生黄芪30克，当归、桃仁、赤芍、川芎、炙地龙、红花各15克。

（5）气滞经络型：表现为肢体瘫痪或口眼㖞斜，胸胁胀满，叹息为快，脘腹满闷，舌质淡红，苔薄白，脉弦。方选八味顺气散：白参、白术、白芷、乌药、青皮各10克，茯苓、陈皮各15克，炙甘草5克。

（6）邪热壅盛型：表现为半身不遂，口眼㖞斜，面色潮红，口渴喜冷饮，小便赤黄，舌红苔黄，脉数有力。药用川芎、白芍、白术、菊花、桔梗、荆芥穗、连翘、黄芩、寒水石各10克，当归、石膏各15克，砂仁、薄荷、滑石、大黄各5克。

（7）气血两虚型：表现为肢体纵弛无力或苍白肿胀，面色无华，少气懒言，声低气怯，或畏风自汗，舌质淡白，舌边有齿痕，脉细弱。方选八珍汤：白参、白术、川芎、白芍各10克，甘草5克，熟地黄、茯苓、当归各15克。

（8）肝风夹痰型：表现为半身不遂，口眼㖞斜，头晕或头痛，急躁易怒，或见多痰,肢体麻木,舌红,苔白腻,脉弦或滑。方选白术、茯苓、天麻、橘红各15克,制半夏10克,甘草3克,生姜3片,大枣3枚。

 **脑血管病患者常用的中成药有哪些**

(1) **华佗再造丸**:主要功能为活血化瘀,化痰通络,行气止痛;用于痰瘀阻络之脑血管病恢复期和后遗症表现为半身不遂、拘挛麻木、口眼㖞斜、言语不清等。口服,每次4~8克,每日2或3次。

(2) **大活络丸**:主要功能为祛风止痛,除湿化痰,舒筋活络;用于脑血管病痰瘀引起的瘫痪、足萎痹痛、筋脉拘挛、言语不清者。用温黄酒或开水送服,每次1~2丸,每日1或2次。

(3) **通心络胶囊**:主要功能为益气活血,通络止痛;用于冠心病、心绞痛证属心气虚乏、血瘀络阻者,见胸部憋闷、刺痛、绞痛、固定不移、心悸自汗、气短乏力、舌质紫暗或有瘀斑、脉细涩或结代者,亦用于气虚血瘀阻络型脑血管病,症见半身不遂或偏身麻木、口舌㖞斜、言语不清等。口服,每次2~4粒,每日3次,四周为一个疗程。阴虚火旺型脑血管病者禁用,胃部不适者改为饭后服用。

(4) **脑心通胶囊**:用于气虚血滞、脉络瘀阻所致的脑血管病,症见半身不遂、肢体麻木、口眼㖞斜、舌强话謇及胸痹心痛、胸闷、心悸气短者。本品孕妇禁用,胃病患者宜饭后服用,每次2~4粒,每日3次。

(5) **消栓通络片**:本品功能为活血化瘀,温经通络;用于脑血管病(脑血栓)恢复期(一年内)半身不遂、肢体麻木者。口服,每次6片,每日3次。孕妇禁用,服药期间禁食生冷、辛辣、动物油脂食物,患有肝脏疾病、肾脏疾病、出血性疾病及糖尿病者或正在接受其他治疗的患者,应在医师的指导下服用。

(6) **血塞通软胶囊**:本品功能为活血化瘀,通脉活络;用于瘀血阻闭脉络的脑血管病中经络恢复期,症见偏瘫、半身不遂、口舌㖞斜、言语不清或不语;

或用于心血瘀阻型冠心病心绞痛,症见胸闷、胸痛、心慌、舌紫暗或有瘀斑。孕妇忌用。口服,每次 2 粒,每日 2 次。

此外,治疗脑血管病的药物还有托哌酮片、脑络通胶囊、灯盏花素片、益脉康片、盐酸川芎嗪等,临床可根据患者的病情酌情用药。

脑血管病患者要重视先期预防:积极防治高血压、动脉粥样硬化、心脏病等;要重视脑血管病先兆,尽早诊治;节制饮食,多食蔬菜、水果及豆制品,戒烟酒;避免精神紧张和情绪激动,注意劳逸结合,坚持参加适合自己的非竞技性的体育活动,防患于未然。

## 6 治疗缺血性脑血管病的中药制剂有哪些

(1) 灯盏花注射液:用灯盏花单味草药制成,具有消炎止痛、活血化瘀的功效,对脑梗死及冠心病有一定作用。本药能扩张脑血管、冠状血管、外周血管,使血流量增加,减轻心脏负荷,同时增加机体耐缺氧能力,抑制血小板聚集。

(2) 脉络宁注射液:由牛膝、玄参等组成,具有扩张血管、提高纤溶活性、改善血液高凝状态的功效,主治脑梗死、血栓闭塞性脉管炎、静脉血栓形成。每日 10 ~ 20 毫升,稀释后静脉滴注,10 ~ 14 日为一疗程。

(3) 夏天无注射液:本药能扩张冠状动脉和脑动脉,有持久的降压作用和明显的镇痛作用,并有类似"士的宁"样兴奋中枢神经的作用,尤其能兴奋脊髓的反射功能,临床报道用于脑血管偏瘫有较好疗效,对于高血压病、头痛、坐骨神经痛也有效。每次 2 ~ 4 毫升,肌内注射,每日 1 次;亦可口服片剂,每次 4 ~ 6 片,每日 3 次。

(4) 醒脑再造丸:由黄芪、三七、红花、人参、菖蒲、全蝎、天麻、珍珠等组成,功能为扩张脑血管、改善脑血液循环、溶栓,用于神志不清、半身瘫痪的脑梗死恢复期及后遗症期患者。每次 1 丸,每日 2 次,25 日为一疗程。

(5) 人参再造丸:由人参、乌蛇、肉桂、当归、穿山甲(现已不用)、牛黄、丁香、血竭等组成,功能为祛风化痰、活血通络,用于脑血管病偏瘫、手足麻木,对出血性、缺血性脑血管病患者及冠心病患者均有效。每次 8 克,每日 2 或 3 次。

(6)中风回春片:由丹参、忍冬藤、金钱草、红花、地龙、白花蛇等组成,功能为活血化瘀、祛风镇惊、舒筋通络,用于脑血管病偏瘫,对阴虚阳亢者疗效较好。每次 5 或 6 片,每日 3 次,1 个月为一疗程。

## 7 常用于治疗脑血管病的单味中药有哪些

(1)丹参:在临床中,丹参是活血化瘀的主药,常用的丹参制剂有复方丹参注射液(丹参和降香)、复方丹参片(丹参和三七)、单体丹参素注射液、丹参酮Ⅱ磺酸钠注射液等。实验研究证实,丹参有抑制血小板聚集、抗凝血、促进纤溶和抑制血栓形成的作用,还可使微循环血液流速加快、血细胞的淤滞有所改善。因此,本药对脑血管病有明显的治疗效果。

(2)红花:为传统的活血化瘀药,红花提取液主要为多种水溶性混合物红花黄色素,对抑制血栓形成和改善微循环均有明显效果,故临床上以 50% 红花液静脉滴注治疗脑血管病,可获得良好的效果。

(3)川芎:主要作用物质为总生物碱。川芎嗪为川芎中的生物碱,现已能人工合成。上述物质均有扩张冠状动脉、抗缺氧、增加微血管开放、抑制血小板聚集、调节血小板生理的功能,从而可防止血栓形成。目前临床上多用合成川芎嗪,以 40～80 毫克加入 5%～10% 葡萄糖液 500 毫升中静脉滴注,也可肌内注射。

(4)灯盏花:本药提取物为灯盏花素,对血小板及血管内皮代谢产物均有抑制作用,表明有抗血栓效应,同时还有增加动脉血流量、扩张血管、减低外周血管阻力、改善血液循环的作用,临床治疗脑血管病效果显著。

(5)水蛭:有研究证实,水蛭能降低胆固醇、三酰甘油。鲜品含水蛭素,但干燥生药中水蛭素已被破坏,含组胺样物质,有扩血管、抗凝血的作用。

(6)**其他**:还有许多单味药或其提取物在脑血管病治疗中有一定的效果,如当归注射液、毛冬青甲素、海风藤总黄酮等。

## ⑧ 如何对脑梗死急性期患者进行辨证治疗

(1)**肝阳暴亢、风火上扰证**:表现为半身不遂,口舌㖞斜,舌强语謇或不语,偏身麻木,眩晕头痛,面红目赤,口苦咽干,心烦易怒,尿赤便干,舌质红或红绛,苔薄黄,脉弦有力。方选镇肝熄风汤加减。本方可滋阴潜阳,息风通络。方中怀牛膝归肝肾之经,重用以引血下行,并有补益肝肾之效;代赭石、龙骨、牡蛎相配,降逆潜阳,镇肝息风;白芍、玄参、龟甲、天冬滋阴柔肝息风;茵陈、川楝子、生麦芽三味,配合牛膝清泄肝阳之有余,条达肝气之郁,有利于肝阳之平降潜镇;甘草调和诸药。对肝阳上亢甚者,加天麻、钩藤,以增强平肝息风之力。对心烦甚者,加栀子、黄芩,以清热除烦。对头痛较重者,加羚羊角、石决明、夏枯草,以清阳息风。对痰热较重者,加胆南星、竹沥、川贝母,以清化痰热。

(2)**风痰瘀血、痹阻脉络**:表现为半身不遂,口舌㖞斜,舌强言謇或不语,偏身麻木,头晕目眩,舌质暗淡,苔薄白或白腻,脉弦滑。方选大秦艽汤加减。本方以祛风通络为主,兼用血药、气药以调中,使风邪外解,气血调和,则手足健运、舌本柔和。方中秦艽祛风通络,羌活、独活、防风等辛温之品祛风散邪;当归、白芍、熟地黄、川芎养血活血,起到"治风先治血,血行风自灭"的作用;白术、茯苓益气健脾,气能生血,以助生化之源;黄芩、石膏、生地黄凉血清热,以防风邪化热。对年老体衰者,加黄芪以益气扶正。对呕逆痰盛、苔腻脉滑甚者,去地黄,加半夏、胆南星、白附子、全蝎等祛风痰,通经络。对无内热者,可去石膏、黄芩。

(3)**痰热腑实、风痰上扰**:表现为半身不遂,口舌㖞斜,舌强言謇或不语,偏身麻木,腹胀,便干便秘,头晕目眩,咳痰或痰多,舌质暗红或暗淡,苔黄或黄腻,脉弦滑或偏瘫侧弦滑而大。方选星蒌承气汤加减。药用胆南星、全瓜蒌、生大黄、芒硝四味。方中胆南星、全瓜蒌清化痰热;生大黄、芒硝通腑导滞。如用药后大便通畅,则腑气通,痰热减,病情有一定程度好转。本方使用生大黄、芒硝的剂量应视病情及体质而定,一般应控制在 10 ~ 15 克,以大便通泻、涤除痰热积滞为度,不可过量,以免伤正。腑气通后,应清化痰热、活血通络,药用胆南星、全瓜蒌、丹参、赤芍、鸡血藤。对头晕重者,可加钩藤、菊花、珍珠母。对舌质红而烦躁不安、彻夜不眠、属痰热内蕴而兼阴虚者,可选加鲜生地黄、沙参、麦冬、玄参、茯苓、夜交藤等育阳安神之品,但不宜过多,否则有碍于涤除痰热。

(4)气虚血瘀:表现为半身不遂,口舌㖞斜,言语謇涩或不语,偏身麻木,面色苍白,气短乏力,口角流涎,自汗出,心悸便溏,手足肿胀,舌质暗淡,苔薄白或白腻,脉沉细、细缓或细弦。方选补阳还五汤加减。本方以补气为主,兼可活血通络。方中重用生黄芪,取其大补脾胃之元气,使气旺以促血行,祛瘀而不伤正;当归尾活血,川芎、赤芍、桃仁、红花助当归尾活血祛瘀;地龙通经活络。对半身不遂较重者,加桑枝、猪蹄甲、水蛭等药,以活血通络、祛瘀生新。对言语不利甚者,加菖蒲、远志,以化痰开窍。对手足肿胀明显者,加茯苓、泽泻、薏苡仁、防己等,以淡渗利湿。对大便溏甚者,去桃仁,加炒白术、山药,以健脾止泻。

(5)阴虚风动:表现为半身不遂,口舌㖞斜,舌强言謇或不语,偏身麻木,烦躁失眠,眩晕耳鸣,手足心热,舌质红绛或暗红,少苔或无苔,脉细弦或细弦数。方选大定风珠加减。本方用味厚滋补的药物,以滋阴养液,填补欲竭之真阴,平息内动之虚风。方中鸡子黄、阿胶滋阴养液以息内风;地黄、麦冬、白芍滋阴柔肝;龟甲、鳖甲滋阴潜阳;五味子、炙甘草酸甘化阴,以加强滋阴息风之功。对偏瘫较重者,可加牛膝、木瓜、地龙、蜈蚣、桑枝等,以通经活络。对舌质暗红、脉涩等有血瘀证时,加丹参、鸡血藤、桃仁、土鳖虫等,以活血祛瘀。对言语不利甚者,加菖蒲、郁金、远志,以开音利窍。

## 9 如何对脑梗死患者进行辨证分型治疗

(1)阴虚阳亢,风阳上扰型:表现为半身不遂,口眼㖞斜,舌强语謇,伴头痛头晕、耳鸣目眩、腰酸腿软,舌质红,苔黄,脉弦细而数或弦滑。治宜平肝潜阳,化痰通络。方选"愈风1号汤":天麻15克,钩藤20克,白芍20克,生龙、牡(包括生龙骨和生牡蛎)各20克(先煎),黄芩15克,栀子15克,大黄10克,地龙15克,玄参30克,石决明30克。

(2)痰热腑实,痰瘀阻脑型:表现为半身不遂,口歪语謇,或突然昏倒、不省人事,兼见面红目赤、口干气粗、身热烦躁、便秘、小便黄赤,舌红,苔黄腻,脉弦滑而数。治宜化痰泻热,宣窍通络。方选"愈风2号汤":陈皮15克,半夏15克,竹茹12克,大黄10克,瓜蒌15~30克,远志15克,石菖蒲15克,天竹黄15~20克,胆南星10克,菊花30克(后下),钩藤20克,黄芩10克。

(3)气虚血滞,脉络瘀阻型:表现为半身不遂,偏枯不用,肢软乏力,语声低微,言语不利,面色萎黄;或见肢体麻木,患肢浮肿,舌淡紫或有瘀斑,苔白,脉细涩或细弱。治宜益气活血,行瘀通络。方选"愈风3号汤":黄芪30~60克,当归15克,川芎15克,赤芍15克,桃仁12克,红花10克,地龙12克,秦艽10克,丹参30克,党参30克,桂枝10克。

## 10 如何对脑梗死患者进行中成药治疗

(1)大活络丹:1丸,每日2次,用于风寒湿痹引起的脑血管病偏瘫患者,症见口眼㖞斜、言语不利。

(2)牛黄清心丸:1丸,每日2次,用于气血不足、痰热上扰引起的脑血管病患者,症见不语、口眼㖞斜、半身不遂。

(3)华佗再造丸:8克,每日2次,用于瘀血或痰湿闭阻经络的脑血管病患者,症见半身不遂、口眼㖞斜、言语不清。

（4）人参再造丸：1 丸，每日 2 次，用于风痰瘀血、痹阻经络引起的脑血管病患者，症见偏瘫、语言不利、口眼㖞斜。

## ⑪ 中医如何治疗短暂性脑缺血发作

（1）肝肾阴虚型：表现为肢体麻木，一过性意识障碍，头痛头昏，心烦易怒，五心烦热，腰膝酸软，或嗜睡，或失眠，耳鸣，耳聋，舌红苔薄，脉弦细或数。治用镇肝熄风汤合一贯煎加减：生白芍、天冬、麦冬、生龙骨、生牡蛎、生地黄、代赭石、当归、怀牛膝、川楝子、北沙参、地龙。每日 1 剂。对失眠者，加炒酸枣仁、合欢皮。对腰膝酸软者，加川续断、杜仲、桑寄生。对面赤易怒者，加龙胆草、山萸肉、栀子。

（2）痰浊内阻型：口唇发麻，肢体颤动，四肢无力，胸闷呕恶，心烦易惊，或一过性失语，舌苔白腻或黄腻，脉弦滑或迟细。治用半夏天麻白术汤加减：天麻、半夏、白术、云苓、贝母、白芥子、莱菔子、地龙、当归、赤芍、红花、生薏苡仁、郁金、胆南星。每日 1 剂。

预防小中风多采用平肝息风、泻火潜阳、活血通络的方法。用苏木15 克，水蛭 8 克，山萸肉 10 克，丹参 15 克，地龙 10 克，炮猪蹄甲 6 克，天麻 10 克，水煎服。对上肢麻木无力较重者，加桑枝、桂枝各 10 克；对下肢无力较重者，加牛膝 10 克、桑寄生 10 克；对言语謇涩不清者，加石菖蒲 8 克、僵蚕 8 克、白芥子6 克；对血压偏高者，加石决明 20 克。

饮食起居是中医治疗的重要组成部分，小中风的治疗亦不例外，宜清淡饮食，多食蔬菜、水果，忌食肥甘厚味，并应精神内守，以防微杜渐。

## ⑫ 哪些中药方可用于治疗脑动脉硬化症

（1）首乌延寿方：制何首乌、桑椹、半夏、甘草各 15 克，天麻、煅石决明、怀牛膝、丹参、炙龟甲、云苓各 10 克。对并发冠心病者，加瓜蒌皮、藏红花、泽泻。对并发高血压者,加玉米须、夏枯草、草决明。对并发血脂异常者,加山楂、葛根等。水煎服,每日 1 剂。

(2)**益脑活血方**:石菖蒲、熟地黄、何首乌、枸杞子、虎杖、女贞子各 12 克,丹参 15 克,川芎、山楂、益智仁各 9 克,红花、远志各 6 克。水煎服,每日 1 剂。

(3)**健肾养脑方**:紫河车粉 10 克(吞服),龙眼肉、熟地黄各 10 克,桑椹、丹参、石菖蒲、茯苓、远志各 15 克,赤芍、白芍、当归各 12 克,郁金 9 克。水煎服,每日 1 剂。

(4)**地黄补肾方**:熟地黄、茯苓、麦冬各 12 克,巴戟天、山茱萸、石斛、炮附子各 9 克,肉苁蓉、五味子各 6 克,官桂 4.5 克(后下),菖蒲、远志各 15 克。水煎服,每日 1 剂。

(5)**黄连解毒方**:黄连 6 克,黄芩、栀子各 10 克。黄连解毒方具有降压、改善脂质代谢、改善脑血流量等作用。但本方为大苦大寒之剂,久服易伤脾胃,临证处方时须权衡利弊。

## 13 脑血管病恢复期可用的中成药有哪些

(1)**活血化瘀类**(如复方丹参滴丸等):能扩张冠状动脉和血管,增加血流量,抗血栓形成和血小板聚集,抗动脉硬化,有利于病灶周围血肿、水肿的吸收,改善临床症状,缺点是不能用于脑血管病急性期。其以治本为主。

(2)**芳香开窍类**(如安宫牛黄丸等):以"开通"见长,疏通经络,理气活血,使"通"而"不痛",故临床治疗用于疼痛,尤其是久治不愈的顽痛,在治本的同时加用芳香中药,多获捷效,亦可清热化湿,达到清脑复神的目的。其多适用于脑血管病急性期,以治标为主。

(3)**活血化瘀、芳香开窍双效类**(如血栓心脉宁片等):从血液、血管两方面改善病变,标本兼治。对于脑梗死患者,发病之日起即用,有利于症状的改善。

此外,还可选择应用具有活血化瘀、养阳补气、补肝补肾、防复发的制剂,如银杏叶剂(为血小板活化因子拮抗剂,可降低血液黏度),丹参制剂(可增强纤溶活性、扩血管)。

## 14 可用于治疗脑血管病后遗症的中成药有哪些

(1)消栓通络片:药用川芎、丹参、黄芪、泽泻、三七、槐花、桂枝、郁金、木香、冰片、山楂。每片约0.37克。其可活血化瘀、温经通络,用于治疗脑血管病(脑血栓)后遗症。口服,每次6片,每日3次。气阴两虚者慎用。孕妇忌服。非瘀血证者不宜服用。服药期间忌生冷、辛辣、动物油脂食物。其他剂型:①消栓通络胶囊,口服,每次6粒,每日3次;②消栓通络颗粒(冲剂),每袋6克,口服,每次1袋,每日3次。

(2)复原丸:药用黄芪30克,太子参18克,全当归12克,白术18克,茯苓18克,熟地黄18克,黄精18克,山萸肉15克,川芎12克,仙灵脾15克。其可滋补肝肾,益气养血。方中熟地黄、黄精、山萸肉、仙灵脾滋补肝肾,黄芪、太子参、白术、茯苓、川芎、全当归益气活血,可使气血周流旺盛,有助于通络、活血化瘀。

(3)解凝活脑丹:药用水蛭10克,丹参18克,蜈蚣2条,川芎12克,田七末1.5克。解凝活脑丹以水蛭为主药。水蛭是吸血动物,性迟缓善入。迟缓则生血不伤,善入则坚积易破。其味咸、苦,咸能入血走血,苦泄结,咸苦并行,治疗血瘀有良效。

## 15 脑血管病患者服药要注意什么

(1)最少坚持5年:所有度过急性期的患者仍需要积极治疗1年,这是不容置疑的。那么,是否1年以后就可以不服药了呢? 答案是否定的。服用治疗脑血管病的药物最少要坚持5年,这样复发率可明显下降。

(2)宜以中药制剂为主:从预防复发和治疗后遗症的角度来讲,医学界都一致地推荐以中药制剂为好。当然,中药煎剂长期服用不太方便,可以使用一些中成药制剂,如血栓心脉宁、复方丹参片等。不过,服用这些中成药有个原则,应在中医师的辨证指导下服用,根据患者体质情况,有针对性地长期服用,必要时还要配合一些调补之品,如益气、滋阴、温阳、养血类药或口服液,这样才有利于疾病的治疗。

(3)不要迷信特效药:不少脑血管病患者及其家属都片面地追求治疗疾病的特效药,而治疗脑血管病的特效药是不存在的。对脑血管病而言,因为它是在高血压病、高脂血症等疾病的基础上发生的,而治疗这些原发病也需要一个漫长的过程,所以治疗脑血管病要有耐心,必须在控制原发病的基础上有效地防治脑血管病,不能盲目地相信任何所谓的特效药。

## 16 如何针刺治疗脑血管病

(1)体针:具体如下。上肢:肩髃、曲池、手三里、外关、合谷、中渚。下肢:环跳、阳陵泉、足三里、解溪、风市、昆仑。均取患侧。对口角㖞斜者,加刺合谷、地仓、颊车、内庭、太冲。对失语者,加刺廉泉、哑门、通里。方法:患者取仰卧位或侧卧位,用32号毫针,快速进针,提插得气后,留针30分钟,1次/日,6次为1个疗程,每疗程间休息1~2日,继续下一疗程。

(2)头针:选取患者对侧运动区、感觉区、言语区。方法:用28号毫针,采用坐位或卧位,进行局部消毒,针与头皮成30°左右夹角,快速刺入皮下或肌层,然后沿刺激区快速推进到相应的深度,其间捻转2或3次,每次捻针1~2分钟,以每分钟200转左右的速度快速捻转,待局部有热麻感后,留针20~30分钟,留针过程中嘱患者尽量活动患肢。隔日1次,10次为1个疗程,也可以与体针交替进行治疗。

## 17 如何对脑血管病患者进行按摩治疗

按摩治疗具有双向调节(溶栓和止血)的作用,可解除脑血管痉挛和降低颅内压。过去,许多人在为脑血管病患者按摩时只将重点放在手、脚上,故收效甚微。下面为简便有效的脑血管病按摩治疗方法。

(1)按摩步骤:先按摩患者的肩颈部和头面部,再按摩腰背部,最后按摩上、下肢和胸腹部。

(2)按摩力度:先轻后重,循序渐进。

(3)按摩次数:每天可按摩 1 次,每次按摩 1 小时。

(4)按摩方法:在患者发病的一个星期内,可让其取半卧位(保持头高脚低位)进行按摩,随着病情的发展,可逐渐让患者取仰卧位、侧卧位和坐位。具体的按摩方法如下。

头颈部按摩:①可用手指拿捏患者肩颈部的斜方肌和相关的督脉、膀胱经、大肠经、三焦经等穴;②用手指按摩患者肩颈部的肌肉和天柱、哑门、风池、肩井、廉泉等穴;③用手指揉按患者头面部的肌肉和百会、囟会、印堂、太阳、人中等穴。

腰背部按摩:可用手指或掌根部揉按患者腰背部的竖脊肌、腰方肌、脊柱和相关的督脉、膀胱经等穴。

上肢按摩:可用手指拿捏、揉按患者患侧上肢的肌肉和天府、曲泽、手三里、外关、内关、合谷等穴。

下肢按摩:可用手指拿捏、揉按患者患侧下肢的肌肉和血海、足三里、委中、涌泉等穴。

胸部按摩:可用手指揉按患者胸腹部的肌肉和华盖、玉堂、膻中、中脘、天枢、气海等穴。

## 18 如何对脑血管病后遗症患者进行足浴治疗

（1）取伸筋草、透骨草各50克，红花10克，加水2000毫升，煮沸10分钟（若汤液温度降低，则须再加热），每日3次，先泡手，后泡脚，浸泡时手、足在汤液中自主屈伸，连续2个月。

（2）取夜交藤60克，远志15克，川椒10克，同入锅中，加水煎煮30分钟，去渣取汁，与40～50℃温水同入泡足桶中，于每晚临睡前泡足30分钟，同时配合足底按摩。15天为1个疗程。

（3）取金橘叶60克，青皮30克，川芎15克，入锅，加水煎煮30分钟，去渣取汁，与开水一同倒入泡足桶中，撒入合欢花10克，先熏蒸、后泡足30分钟，临睡前进行，每晚1次。15天为1个疗程。

（4）取穿心莲20克，桂枝15克，荷叶30克，夜交藤50克，入锅，加水煎煮40分钟，与开水同入泡足桶中，先熏蒸、后泡足，每晚临睡前进行1次。15天为1个疗程。

（5）取丹参30克，红花10克，荷叶30克，川椒5克，同入锅中，加水煎煮40分钟，去渣取汁，与开水同入泡足桶中，先熏蒸、后泡足30分钟，每晚临睡前进行1次。15天为1个疗程。

（6）取干地黄30克，五味子15克，柏子仁15克，入锅，加水煎煮30分钟，去渣取汁，与开水同入泡足桶中，先熏蒸、后泡足30分钟，每晚临睡前1次。15天为1个疗程。

（7）取磁石100克，生龙骨60克，夜交藤30克，白酒30克。将磁石、生龙骨打碎，入锅加水先煎30分钟，再放入夜交藤，继续煎煮30分钟，去渣取汁，与白酒、开水一同放入泡足桶中，先熏蒸、后泡足30分钟，每晚临睡前进行1次。15天为1个疗程。

（8）取酢浆草100克，松针150克，入锅，加水煎煮30分钟，去渣取汁，与开水同入泡足桶中，先熏蒸、后泡足，每晚临睡前进行1次。15天为1个疗程。

（9）取连皮酸枣树根 150 克,丹参 20 克,同入锅中,加水煎煮 40 分钟,去渣取汁,与开水、50 克白酒同入泡足桶中,先熏蒸、后泡足,每晚临睡前进行 1 次。15 天为 1 个疗程。

（10）取合欢皮 60 克,香附 30 克,橘皮 20 克,入锅,加水煎煮 30 分钟,去渣取汁,与陈醋 20 克一同放入泡足桶中,先熏蒸、后泡足,每晚临睡前 1 次。15 天为 1 个疗程。

## 19 如何对脑血管病后遗症患者进行足部按摩治疗

（1）依次点按肾、肾上腺、膀胱反射区各 100 次,按摩力度以局部胀痛为宜。

（2）由足趾向足跟方向推按输尿管反射区 100 次,推按速度以每分钟 30 ~ 50 次为宜。

（3）由足内侧向足外侧推按肺反射区 100 次,推按速度以每分钟 30 ~ 50 次为宜。

（4）按揉足三里、解溪、三阴交、太溪、涌泉、太冲、阳陵泉、申脉、照海各 30 次,按摩力度以局部胀痛为宜。

（5）点按大脑、垂体、脾、胃、头部淋巴结、颈部淋巴结、胸部淋巴结、腹部淋巴结、盆腔淋巴结反射区各 50 次,按摩力度以局部胀痛为宜。

（6）从足趾向足跟方向推按小肠反射区 50 次,由足跟向足趾方向推按升结肠反射区 50 次,从右向左推按横结肠反射区 50 次,从足趾向足跟方向推按降结肠反射区 50 次,从足外侧向足内侧推按乙状结肠、直肠反射区 50 次,依次进行,推按速度以每分钟 30 ~ 50 次为宜。

（7）依次点按肩、肘、膝、髋反射区各 30 次,按摩力度以局部胀痛为宜。

（8）向足跟方向依序推按颈椎、胸椎、腰椎、骶椎、内尾骨、外尾骨反射区 30 遍,各穴连起来推按 1 次为 1 遍,推按速度以每分钟 30 ~ 50 次为宜。

（9）由足跟向足趾方向推按甲状腺反射区 50 次,推按速度以每分钟 30 ~

50 次为宜。

## 20 如何对脑血管病后遗症患者进行敷足治疗

（1）取猪蹄甲 3 克，川乌、草乌各 12 克，研为细末，与葱汁 20 克拌匀，调为厚饼样两个，贴双足心涌泉穴，用敷料包扎，用胶布固定，并时时浸白酒，以保持湿润，每日 1 换。

（2）取猪蹄甲 60 克，川乌 10 克，白芷 60 克，共研细末，捣为直径半寸左右的厚饼，每个重 15 克，敷贴于患侧的涌泉、肩髃、阳陵泉、曲池穴，待身麻汗出，急去药饼，每 3 天贴 1 次。

（3）取制川乌、吴茱萸、炮猪蹄甲、海蛤粉各 9 克，石菖蒲 180 克，共研细末，加入葱汁适量，调为稀糊状，捏成圆饼样，贴在患侧足心涌泉穴，用纱布袋束紧。将菖蒲加清水 5 千克煮沸，倒在杉木桶中，中间放一木凳，将患足踏在木凳上，再用毛巾被裹住桶口，勿使热气外散，熏蒸患足，待水温适可时取出木凳，足浴，待身上有微汗出时去掉药饼，拭干腿、足，卧床覆被，避风静养。此方宜在刚患病时立即用 1 次，以后每隔 7 天 1 次，一般连续 3 次后，手、足便可逐渐恢复自主活动。

（4）取干地龙 20 克，川芎、红花、菖蒲、羌活各 12 克，薄荷 8 克，桃仁、冰片各 3 克，共研细末，加入适量凡士林，调匀，敷于双足心涌泉穴，每日 1 换。

（5）取全蝎 1 条，丹参、延胡索、牡丹皮各 5 克，共研细末，加入白酒适量，调为稀糊状，摊于硫酸纸上，敷于双足心涌泉穴，包扎固定，每日 1 换。

（6）取桃仁、杏仁各 5 枚，研末，加白芷 10 克拌匀，加入白酒适量，拌匀，如糊状，按男左女右贴敷于足心涌泉穴，包扎固定，每日 1 换。

（7）取马钱子、蔓荆子、黄芪各 12 克，共研细末，加入清水适量，调为糊状，敷于患侧足心涌泉穴，每日 1 换。

（8）取桃仁、山栀子各 7 枚，冰片 3 克，共研细末，加入白酒适量，调为稀糊状，外敷于患侧足心涌泉穴，每日 1 换。

（9）取当归、牛膝各 12 克，胆南星 10 克，川芎 15 克，桑寄生 10 克，共研细末，加入白酒适量，调为稀糊状，外敷于患侧足心涌泉穴，每日 1 换。

（10）取生附子 50 克，研为细末，加入米醋适量，调匀，外敷于双足心涌泉穴，包扎固定，每日 1 换。

（11）取胆南星、制川乌各 50 克，研末，加入黄蜡适量，熔化，混匀，摊于双手心及足心，包扎固定，每日 1 换。

## 21 如何对脑血管病后遗症患者进行足部针灸治疗

将双侧涌泉穴常规消毒后，选用 28 号长 1.5 寸毫针 2 支，针体平行、略分开，徐徐垂直刺入 0.5 寸左右，待得气后留针，每隔 5 分钟运针 1 次。运针要捻转幅度小、拇指迅速向前捻，回捻时要慢，每次运针 30 秒，留针 30 分钟后迅速出针。出针后用棉球迅速按闭针孔，10 天为一疗程。足内翻配照海，足外翻配申脉，足跟不能落地配承山，不能直立配风市，上肢肩关节不能活动配肩髃、臂臑，肘关节屈伸不利配曲池，腕及手指屈伸不便配阳池、阳溪、青灵、合谷，言语困难配头针语言区，肢体不温配合灸法。